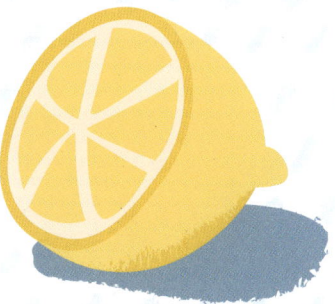

# Alle mal GESUND DURCH DEN WINTER

Ein starkes Immunsystem für die ganze Familie
durch natürliche Vorbeugung

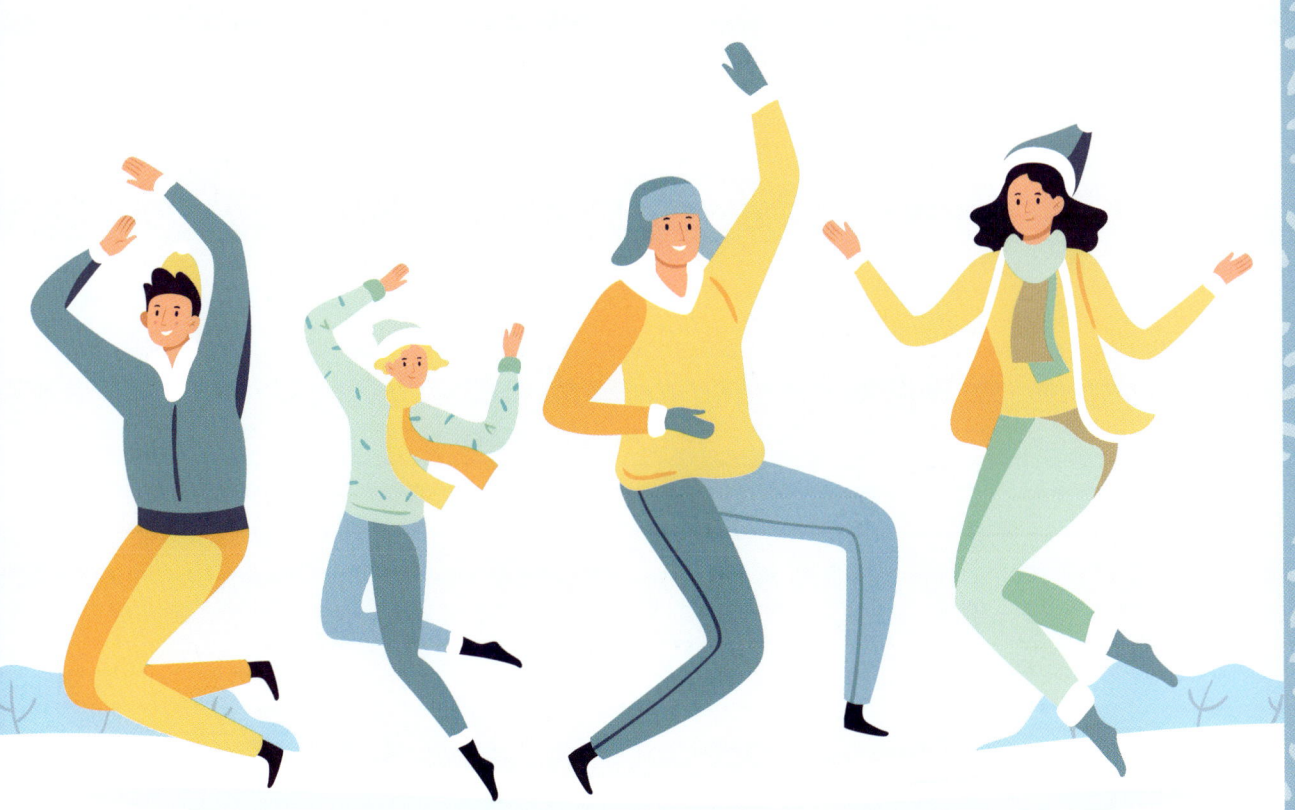

**Texte**

Alle Texte: Henrike Raggen
Anwendungen: Dr. Claudia Lainka (S.11, 111); Dr. Rita Mielke (S.14, 16, 146, 147 o.+u., 148 o., 149 o., 150 u., 151-152 o., 153 M., 155 M.+u., 156 M., 158); NGV Verlagsarchiv (S.115, 132-139)
Rezepte: Katja Briol (S.68); Nina Engels (S.81); Simone Filipowsky (S.34, 56); Guido Gravelius (S.39, 40, 58, 84); Marie Gründel (S.42, 45); Stephanie Kosten (S.73); Emil Kowalczyk (S.36); Maja Nett (S.71); NGV Verlagsarchiv (S.48, 62, 79); Sarah Schocke (S.64); Anna Walz (S.74); Christina Wiedemann (S.46, 55, 61, 67, 76)

**Rezeptfotos**

Maria Brinkop (S.37, 47, 54, 60, 66, 71, 77); Kay Johannsen (S.35, 38, 41, 57, 59, 85); Manuela Rüther (S.75); Ulrike Schmid & Sabine Mader (S.72); Studio Klaus Arras (S.69); TLC Fotostudio (S.43, 44, 49, 63, 65, 79, 80)

**Illustrationen**

Fotolia.com: ©Magdalena Kucova (Rahmen S.49, 75, 94/95, 106/107, 116/117); ©LenLis (Rahmen S.26/27, 38, 66, 80, 90, 108, 142)

Stock.adobe.com: ©artinspring (S.121: Monster); ©big_and_serious (S.127 u.); © Corpholia Design (Rahmen S.4/5, 22, 35, 60, 79, 100, 122/123, 130/131); ©bosotochka (S.3 Ranke; S.16, 48: Möhre; S.32: Obst; S.48: Zuckerschote; S.111: Orange, Zweig); ©bsd555 (S.3: Figuren, Flasche, Hände, Apfel; S.13: Blätter; S.18: Schwamm; S.91: Springseil); ©Dariia (S.10 Handschuhe; S.30: Mikroorganismen; S. 36 u.; 51 u.; 70: Darmfigur); ©ekazansk (alle Pfeile z. Umblättern; Rahmen S.19, 28/29, 52/53, 71; S.14: Hand; S.16, 114, 125, 135, 137: Herz; S.47: Fisch; S.60: Möhre; S.78: Huhn; S.111: Blatt; S.115: Blätter; S.137: Sterne); ©Mara Fribus (alle Wischer u. Linien); ©girafchik (S.16: Schüssel; S.46: Orange; S.61 u.; S.147: Honig; S.149: Box; S.151: Zitrone); ©Good Studio (Rahmen S.10, 37, 41, 57, 72, 77, 85-89, 103, 113, 118/119, 159/160); ©Happypictures (S.110: Kind); ©iracosma (S.13, 17, 30, 31, 32, 50: Fragezeichen); ©logo3in1 (S.101: Stuhlgymnastik); ©macrovector (S.103: Frau); ©Margarita (S.102: Frau); ©matiasdelcarmine (S.130: Frau); ©Aleksa Mikhailechko (S.158: Löwenzahn); ©paketesama (Rahmen S.3, 6/7, 25, 47, 63, 69, 82/83, 121, 127); ©passionart (S.83 o.); ©pizzastereo (S.140/141: Yoga m. Kindern); ©Maria Skrigan (S.55 u.; 56 o.; 62 u.; 68 o.); ©ssstocker (S.15 u.; 67 u.; 153: Hustensaft); ©ST.art (S.9); ©str33tcat (Rahmen S.1, 21, 44, 57, 93, 99, 104/105, 118/119, 129); ©Tartila (S.1; 39 u.; 78 o.; 106/107); ©Tatyana (Rahmen S.18, 43, 59, 65, 96/97, 124, 132-141); ©VectorDori (S.70: Nüsse); ©VectorMine (S.143 u.); ©vectortwins (S.31: Spritze); ©Vectorwonderland (S.146: Mörser)
Tannaz Afschar nach Fotografien von Mike Harker (S.136/137); Tilo Wiedensohler, energyzone (S.132-135, 138/139)

Alle anderen ©designed by Freepik

# INHALT

# Vorwort

Herbst und Winter sind ja eigentlich tolle Jahreszeiten: Nach den wunderbar langen Sommermonaten, in denen wir ständig draußen unterwegs sind, freue ich mich jedes Jahr über den bunten Herbstwald, mit dem sich der gemütliche Teil des Jahres ankündigt. Denn wenn die Tage kürzer werden, wird bei mir die Lust, mich mit einem guten Buch aufs Sofa zurückzuziehen, entsprechend größer. Aber wie das im Leben so ist: Keine Rose ohne Dornen. Und damit meine ich nicht das Hüftgold, dass ich mir mit Martinsgans und Weihnachtskeksen anfuttere, nein, die Rede ist von all den gemeinen Winterkrankheiten, die einen gerne ins Bett statt auf das Sofa zwingen.

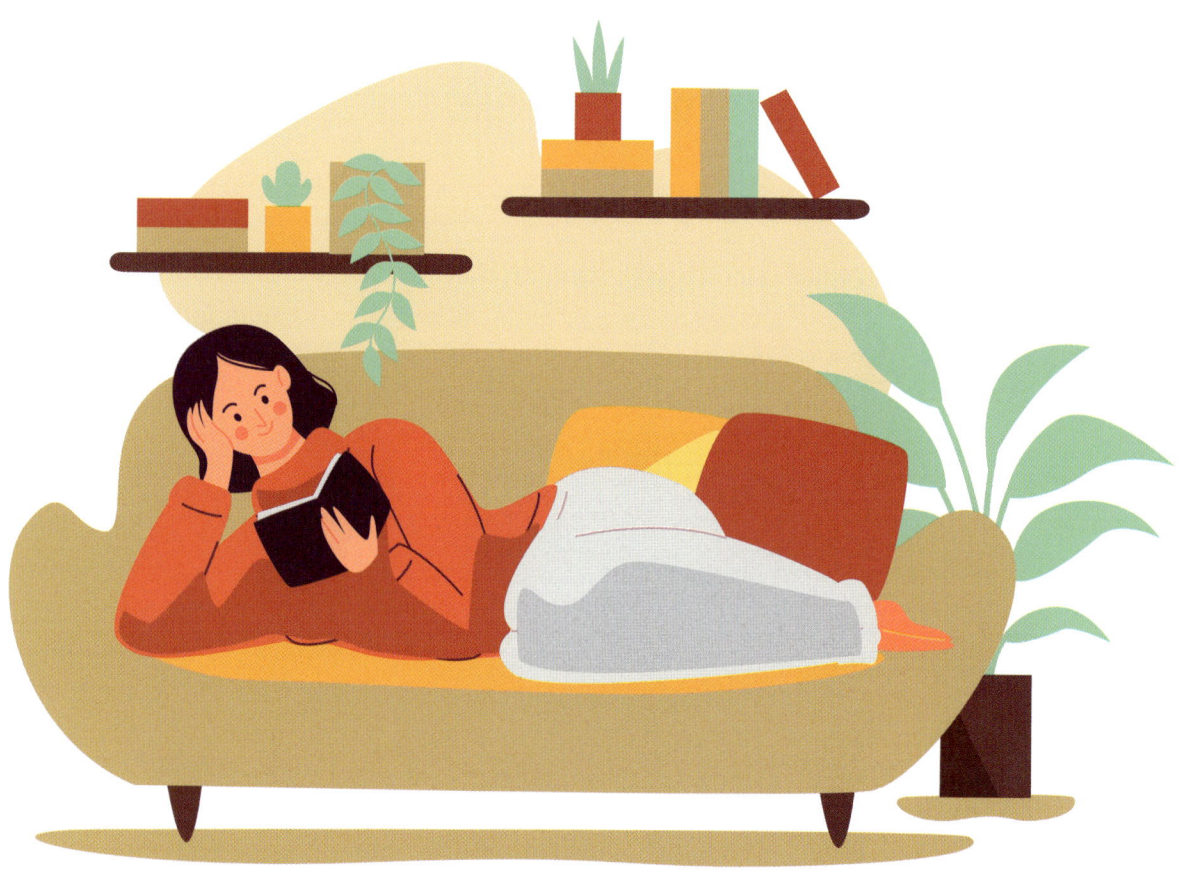

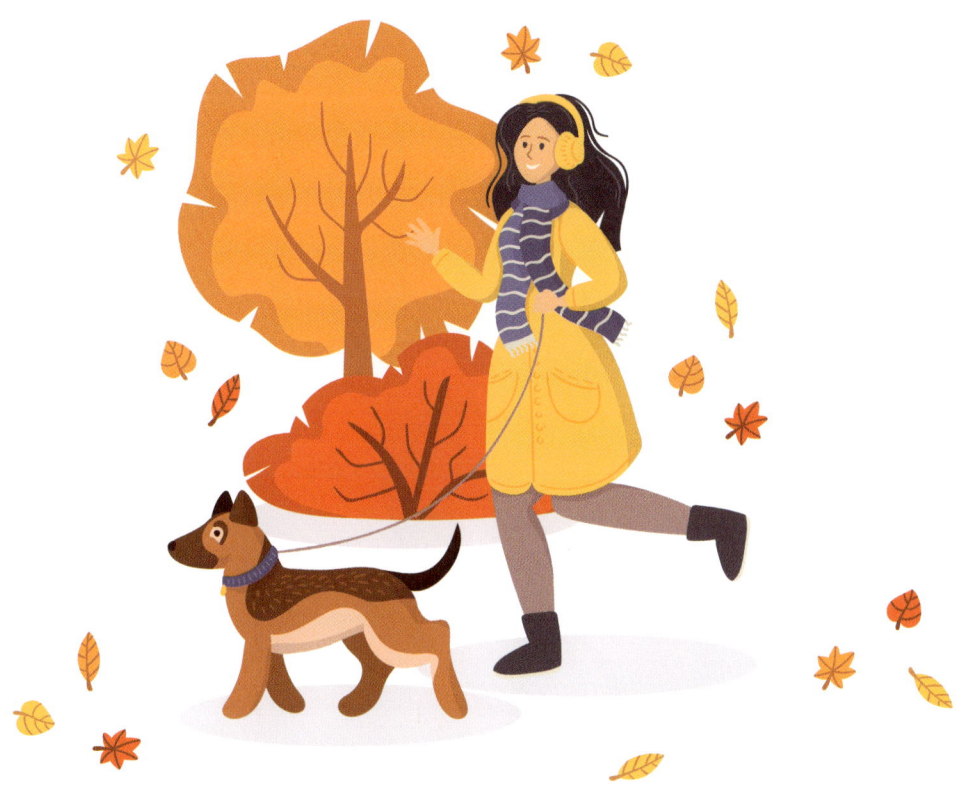

Uns zumindest haben Husten, Schnupfen, Heiserkeit und Fieber jahrelang so treu begleitet, dass ich irgendwann wirklich genug hatte und mich in einen systematischen Feldzug gegen diese Plagen gestürzt habe. Besiegen konnte ich sie zwar nicht, aber ich würde sagen, dass ich ordentlich an Terrain gewonnen habe. Und das mit ziemlich einfachen Mitteln: Nach der ein oder anderen kleinen Anpassung in Sachen Haushaltshygiene ist unser Heim für Keime und Co. kein wirtlicher Ort mehr, und in unseren Speiseplan haben wir im Laufe der Zeit den ein oder anderen Booster für das Immunsystem eingebaut. Ebenfalls eine gute Stütze für die Abwehrkräfte ist – vorzugsweise regelmäßige – Bewegung, am besten draußen, zur Not aber auch mal im Wohnzimmer.

Wenn es euch dann noch gelingt, ein bisschen Fahrt aus eurem Alltag zu nehmen und dem allgegenwärtigen Stress mit einer guten Dosis Entspannung zu begegnen, seid ihr auf einem guten Weg. Klar, dann und wann erwischt es einen dann natürlich trotzdem noch, aber da gibt es ja auch noch jede Menge einfache, aber durchaus bewährte Hausmittel.

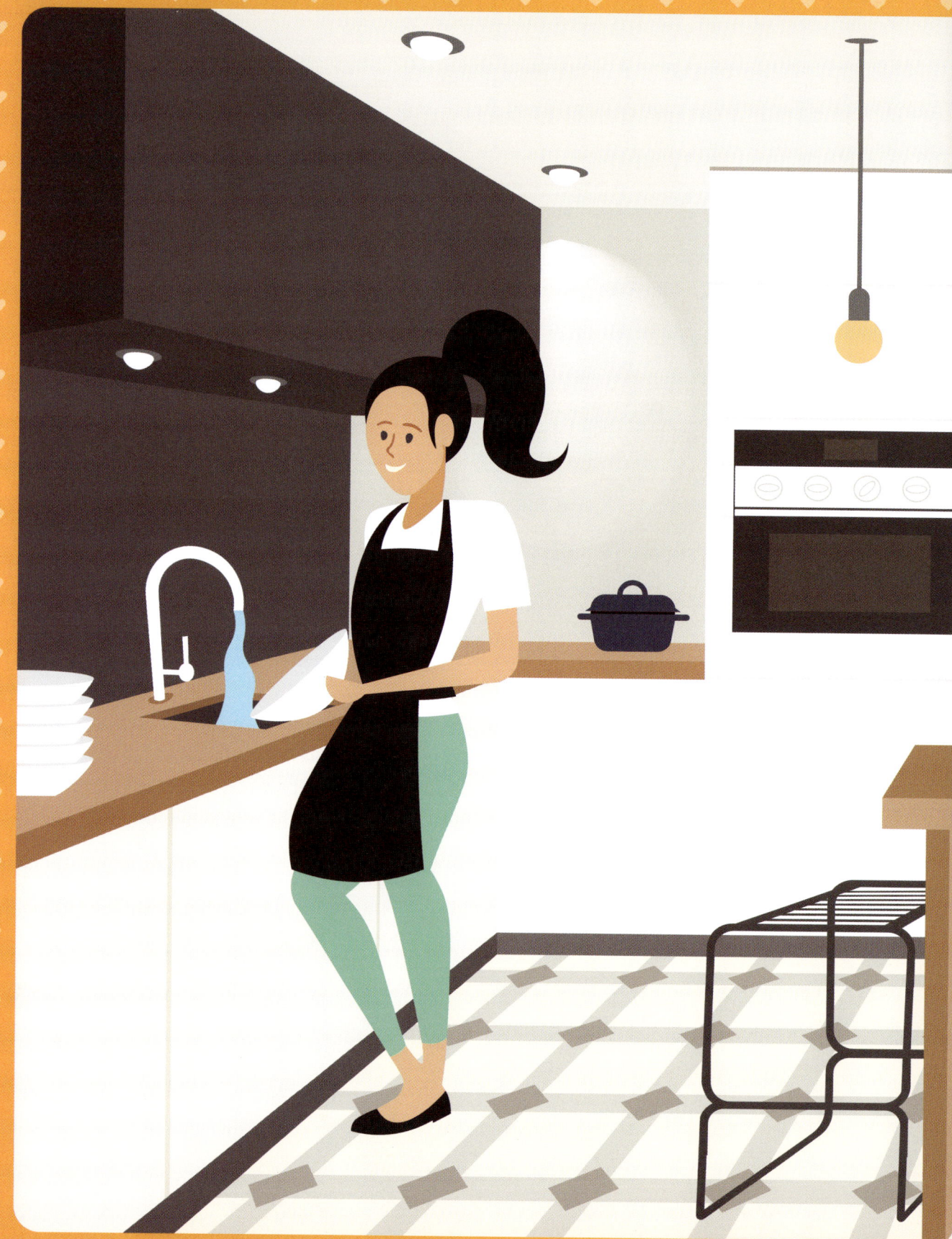

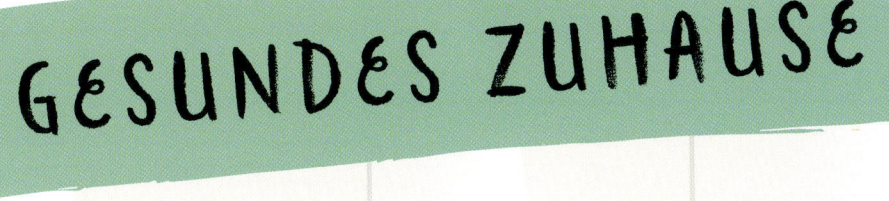

# GESUNDES ZUHAUSE

Wer hasst sie nicht, die klassischen Winterplagen Husten, Schnupfen, Heiserkeit? Aber ich habe eine gute Nachricht für dich: Du und deine Familie seid ihnen nicht schutzlos ausgeliefert. Eine ziemlich wirksame Verteidigungslinie gegen die fiesen Keime kannst du mit ein paar einfachen Verhaltensregeln und alles andere als abgehobenen Hygienemaßnahmen im eigenen Heim errichten. Viel mehr als die übliche Putzroutine ist eigentlich nicht nötig, um sich über ein gesundes Zuhause freuen zu können.

# Regelmäßige Handwäsche

Unsere Hände können, wenn wir sie nicht regelmäßig waschen, zu extrem wirksamen Viren- und Bakterienschleudern werden, die verantwortlich für eine Vielzahl von Kontaktinfektionen sind. Bei einer Kontaktinfektion gelangen die Krankheitserreger direkt von Mensch zu Mensch, z. B. dann, wenn ein Grippekranker sich in die Hand niest und dann jemanden per Handschlag begrüßt, ohne sich vorher die Hände zu waschen. Oder er fasst mit der ungewaschenen Hand die Türklinke an, die du einen Augenblick später runterdrückst …

Daher ist in den folgenden Fällen bei uns zu Hause immer Händewaschen angesagt:

⟶ wenn man nach Hause kommt

⟶ wenn man auf der Toilette war

⟶ auf jeden Fall vor dem Essen (und gerne auch danach)

⟶ vor und beim Kochen (etwa wenn man rohes Fleisch und Geflügel verarbeitet)

⟶ nach dem Naseputzen, Niesen oder Husten

⟶ wenn man Kontakt zu jemandem hatte, der krank ist

⟶ wenn man ein Tier angefasst hat

# Richtig Hände waschen

Meine Kinder können es langsam nicht mehr hören, ich sage es aber trotzdem immer wieder, denn um die Verbreitung von Viren und Bakterien zu verhindern, gibt es kaum etwas Wirkungsvolleres. Und Händewaschen bedeutet nicht, nur mal eben die Hände unter fließendes Wasser zu halten. Die richtige Technik ist entscheidend. Also:

1. Wasser marsch! Hände gut nass machen.

2. Wichtig ist es, die Hände so mit Seife zu bedecken, dass es beim Reiben tüchtig schäumt.

3. Dann heißt es: schrubben, massieren, reiben! Auch die Handrücken, zwischen den Fingern und unter den Nägeln waschen. Es dauert rund 20 Sekunden, bis die Hände wirklich sauber sind. Dass das so lang ist wie zwei Durchgänge „Happy Birthday", weiß inzwischen wohl fast jeder.

4. Anschließend die eingeseiften Hände gründlich unter fließendem Wasser abspülen und gut abtrocknen, denn auf feuchten Händen vermehren sich Bakterien und Viren viel schneller.

Übrigens: Die Hände werden mit kaltem Wasser genauso sauber wie mit warmem, solange ihr ausreichend Seife verwendet.

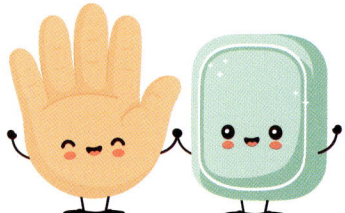

# Hände waschen – aber richtig

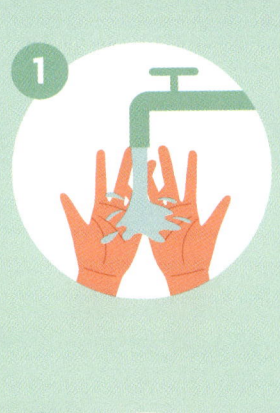

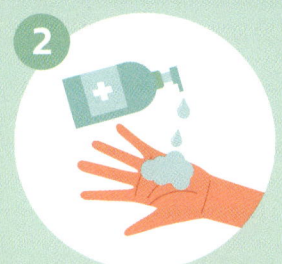

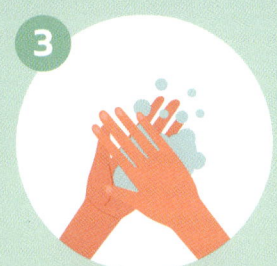

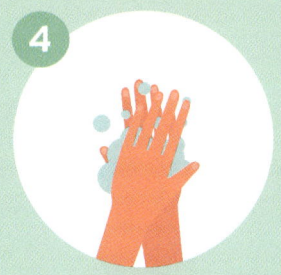

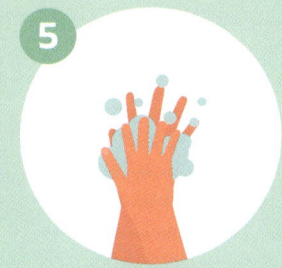

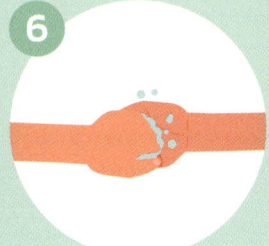

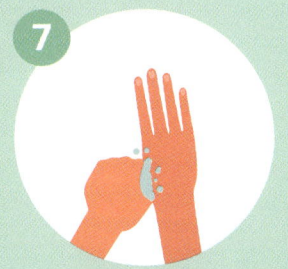

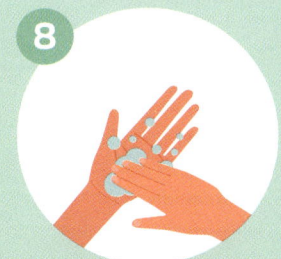

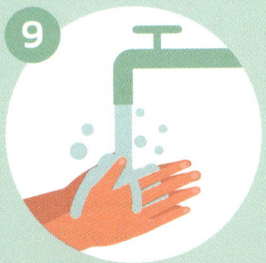

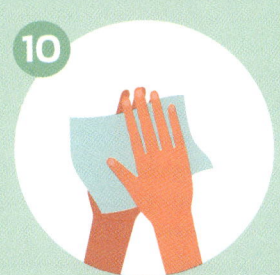

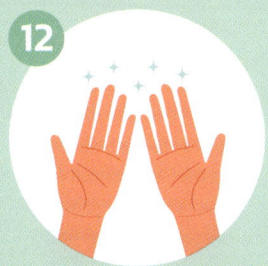

# Hände desinfizieren

Man liest es ja immer wieder: Unter normalen Umständen ist es nicht notwendig, sich regelmäßig die Hände zu desinfizieren. Aber besondere Umstände – ich sag nur Magen-Darm – erfordern besondere Maßnahmen, und dazu gehören eben auch das Tragen von Schutz-Handschuhen und die Handdesinfektion. Allerdings sind die nur wirksam, wenn man's richtig macht.

Schutz-Handschuhe solltest du auf jeden Fall immer dann überstreifen, wenn du mit erregerhaltigen Körperausscheidungen wie Erbrochenem oder Stuhl in Berührung kommen könntest. Aber Achtung: Diese Handschuhe sind manchmal nicht ganz dicht – darum ist nach dem Ausziehen und Entsorgen gründliches Händewaschen und am besten auch eine Handdesinfektion angesagt. Ich empfehle dir, ein geeignetes Handdesinfektionsmittel aus der Apotheke zu verwenden, mit dem du dir die gewaschenen und gut abgetrockneten Hände gründlich einreibst. Auch hier den Handrücken, die Fingerkuppen, die Fingerzwischenräume und den Bereich um die Fingernägel nicht vergessen. Ebenfalls: Das Desinfektionsmittel muss vollständig an der Luft trocknen, nicht mit dem Handtuch nachwischen. Und noch ein kleiner Tipp am Rande: In solchen Zeiten ist es besonders wichtig, die Hände mit einer hochwertigen Handcreme zu pflegen, denn Desinfektionsmittel und häufiges Händewaschen trocknen die Haut extrem aus. Ich gönne mir dann gerne eine Handmaske.

# Handschuhe anlassen

Man liest ja immer wieder, dass man zur Grippe- und Erkältungssaison Menschenansammlungen meiden soll. Leichter gesagt als getan, wenn man auf die öffentlichen Verkehrsmittel angewiesen ist. In der nasskalten Winterzeit wird in Bus, Straßen- und der U-Bahn ja gehustet und geschnieft, was das Zeug hält. Ich lass dort darum einfach die Handschuhe an. So komme ich erst gar nicht in die Verlegenheit, verkeimte Haltegriffe mit bloßen Händen anzufassen. Und sobald ich die Möglichkeit habe, wasche ich mir gründlich die Hände. Apropos Hände: Im Winter verzichte ich außerdem möglichst auf Begrüßungen per Handschlag.

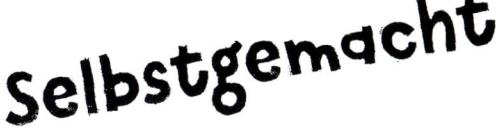 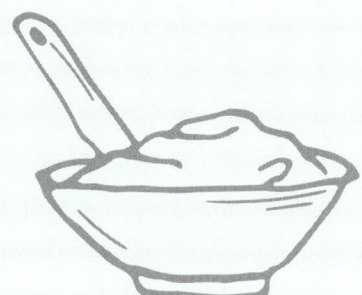

Selbstgemacht

# Handpackung mit Kartoffeln und Ahornsirup

Ein Hoch auf die Kartoffel, denn die tolle Knolle bietet viele wertvolle Inhaltsstoffe, die auch in Sachen Hautpflege nicht ignoriert werden sollten. Kartoffeln eignen sich geradezu ideal, um ausgelaugte, trockene Haut an den Händen zu beruhigen und sie wieder in gepflegte und geschmeidige Samtpfötchen zu verwandeln. Diese Packung hilft natürlich auch bei wintersprÖden Händen.

## Zutaten
1 mittelgroße rohe Kartoffel
10 g Sojamehl
1 ½ El Ahornsirup

**1** Die Kartoffel schälen, reiben und gut ausdrücken. Mit Sojamehl und Ahornsirup zu einer breiigen Masse verrühren.

**2** Nach Bedarf mit Ahornsirup verdünnen oder mit Sojamehl verdicken.

## Anwendung:
1-mal wöchentlich auf die gereinigten Hände auftragen (lassen).
Mit Frischhaltefolie umwickeln und 10 Minuten einwirken lassen.
Die Reste mit Küchenpapier abnehmen.
Die Haut mit warmem Wasser abspülen und trocknen.

## Haltbarkeit:
Die Handpackung sollte möglichst direkt nach der Herstellung verwendet werden. Im Kühlschrank aufbewahrt, hält sie sich ca. sieben Tage.

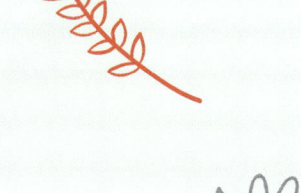

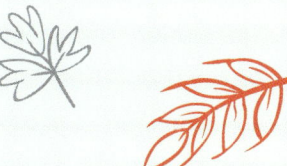

## Hände weg aus dem Gesicht!

Kennst du das auch? Ich fasse mir unglaublich häufig ins Gesicht, manchmal ganz bewusst, um verrutschtes Augen-Make-up auf die Schnelle zu korrigieren, oft genug aber auch, wenn ich nicht darüber nachdenke, weil es mich an der Nase juckt oder ich glaube, einen Krümel am Mund zu haben. Besonders in der Erkältungssaison im Winter keine gute Idee, denn über die Schleimhäute von Mund, Nase und Augen geraten Krankheitserreger besonders schnell in den Organismus.

## Küssen verboten

In unserem Freundeskreis begrüßen sich inzwischen fast alle mit Wangenkuss, und auch bei Jugendlichen sieht man das immer öfter. Ich finde das eigentlich ganz nett, aber wenn ich spüre, dass eine Krankheit im Anmarsch ist – die sich zum Beispiel durch allgemeine Schlappheit, Kopfweh oder ein leichtes Kratzen im Hals ankündigt –, gehe ich auf Abstand und verzichte auch auf Umarmungen und Händeschütteln.
Auch die Kinder halten sich bei Krankheitsanzeichen von anderen fern, vor allem von den Großeltern. Die sind zwar alles andere als gebrechlich, haben aber im Bekanntenkreis eine ganze Reihe Leute, die körperlich nicht gerade fit sind.

## Niesetikette wahren

Meine Kinder haben ja schon im Kindergarten gelernt, was zu tun ist, wenn man niesen oder husten muss: Wenn vorhanden, hält man sich ein Taschentuch vor Mund und Nase, wenn nicht, nimmt man die Armbeuge. Händewaschen ist danach sowieso angesagt, ganz besonders aber, wenn weder Taschentuch noch Armbeuge auf die Schnelle verfügbar waren.
Übrigens: Ich habe meine Familie ja im Alltag schon eine ganze Weile auf Stofftaschentücher umgestellt, weil das deutlich besser für die Umwelt ist. Wenn die winterliche Erkältungswelle aber trotz aller Vorsichtsmaßnahmen mal in unsere Familie schwappt, steigen wir auf Papiertaschentücher um, und die landen nach einmaliger Benutzung im Müll, denn ihr glaubt ja gar nicht, wie schnell sich Krankheitserreger bei kuscheligem Hosentaschenklima auf einem gebrauchten Taschentusch – aus Stoff oder Papier – vermehren und fröhlich in der Weltgeschichte verteilen, wenn man es beim nächsten Niesanfall wieder hervorzupft.

## Vorsicht bei offenen Wunden

Selbst eine kleine Verletzung der Haut ist für winzige Krankheitserreger ein enormes Einfallstor. Darum gilt auch bei kleinen Schrammen: Wunde säubern, desinfizieren, (am liebsten ein buntes) Pflaster drauf, damit keine Keime eindringen. Und eitert eine Wunde doch einmal, verhindert ein Pflaster oder Verband, dass andere Menschen sich mit den Erregern infizieren.

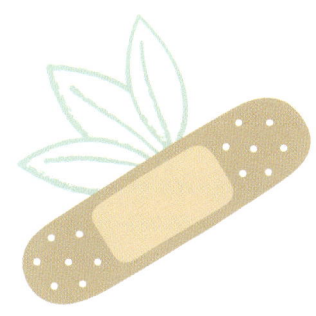

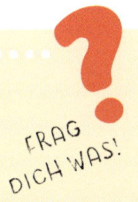

FRAG DICH WAS!

## Was ist eigentlich der Unterschied zwischen Bakterien und Viren?

Klar, sowohl Bakterien als auch Viren können eine Infektion auslösen, und man schützt sich gegen beide Erreger mit identischen Hygieneregeln: regelmäßiges Händewaschen, nicht mit den Händen ins Gesicht fassen, bei einer vorliegenden Infektion dafür sorgen, dass der oder die Erkrankte eigene Handtücher sowie eigenes Besteck und Geschirr benutzt und – falls die Wohnsituation das hergibt – auch ein separates Badezimmer, genügend Abstand zu Erkrankten halten usw.

Das war es auch schon mit den Gemeinsamkeiten, denn Bakterien sind extrem größer als Viren, und als eigenständige Lebewesen können sie sich durch Zellteilung vermehren. Sie leben nicht in den Zellen, sondern in den Zellzwischenräumen. Sie beteiligen sich am menschlichen Zellstoffwechsel und produzieren dabei – abgesehen von „guten" Bakterien wie jenen in der Darmflora – Giftstoffe, die uns krank machen. Viren hingegen sind ohne Wirtszelle nicht lebensfähig, sie dringen in die Zellen vor und programmieren sie um, um sich selbst zu vermehren – und die befallene Zelle stirbt irgend-

wann ab. Oder sie wird von der Immunabwehr des Körpers zerstört, sodass das Virus sich nicht weiter vermehren kann und am Ende alle Viren aus dem Körper verschwunden sind. Entscheidend für uns im Alltag ist allerdings, dass Bakterien zum einen nicht immer schädlich sind – siehe Darmflora – und sich wirkungsvoll mit Antibiotika bekämpfen lassen. Aber bis heute sind keine Viren bekannt, die eine positive Wirkung für den Menschen haben. Es gibt nur sehr wenige wirkungsvolle Medikamente gegen Viren, sogenannte Virostatika, doch bei vielen Virenerkrankungen kann man lediglich die Symptome behandeln.

Gegen verschiedene Bakterien und Viren kann man sich impfen lassen. Allerdings verändern sich Viren in einem rasenden Tempo, sodass etwa für die empfohlene Grippeimpfung Jahr für Jahr neue Impfseren entwickelt werden müssen.

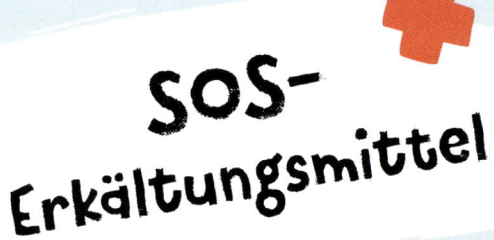

# SOS-Erkältungsmittel

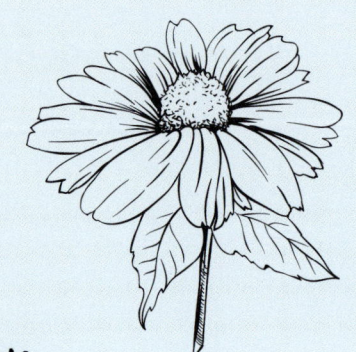

## Kräuter-Inhalation

So ein Schnupfen kann ganz schön lästig sein, vor allem wenn man das Gefühl hat, die Nase ist ständig verstopft und der Kopf platzt einem gleich. Ein altes Hausmittel, auf das schon meine Oma immer geschworen hat, ist Inhalation. Dabei nimmt der Körper über die Schleimhäute die wohltuenden Inhaltsstoffe auf, die abschwellend und beruhigend wirken. Auch bei meinen Kindern hat so eine Inhalation schon oft Wunder gewirkt.

Du kannst das Inhalationsbad entweder mit Kräutern oder mit ätherischen Ölen zubereiten:

### Kamille-Dampfbad

Übergieße in einer großen Schüssel 2 Handvoll Kamilleblüten mit einem Liter kochendem Wasser und lasse den Aufguss zugedeckt 5 Minuten ziehen. Dann beugst du den Kopf über die Schüssel, breitest ein Handtuch über Kopf und Schultern und atmest die Dämpfe etwa 10 Minuten lang ein. Dabei musst langsam und tief über die Nase einatmen.

### Kräuteröl-Dampfbad

Gib in eine große Schüssel mit einem Liter kochenden Wasser 1 Tropfen Pfefferminzöl, 2 Tropfen Eukalyptusöl und 5 Tropfen Rosenöl. Anschließend inhalierst du die Kräuter-Dämpfe wie oben beschrieben.

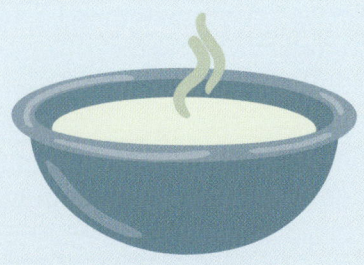

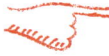

### Hinweis

Kleine Kinder sollten bei der Inhalation aufgrund der Verletzungsgefahr durch das heiße Wasser und die ätherischen Öle nicht unbeaufsichtigt sein. Für unter 6-Jährige sind ätherische Öle nicht zu empfehlen.

# Mit Husten und Schnupfen in die Schule?

Das hat wohl jeder schon mal erlebt: Das Kind schnieft vor sich hin, hustet, ist aber sonst kreuzfidel, fieberfrei und mit einem guten Appetit gesegnet. Unser Kinderarzt ist der Meinung, dass man seine Kinder in diesem Zustand durchaus in die Schule schicken kann, sofern es mit reichlich Papiertaschentüchern ausgestattet und in der Lage ist, sich an die gängigen Hygieneregeln – ins Taschentuch oder in die Armbeuge husten und niesen, einmal gebrauchte Taschentücher sofort entsorgen (am besten in eine verschließbare Tüte in der eigenen Schultasche und nicht in den Klassenmülleimer), häufiges Händewaschen usw. – einzuhalten. Bei Fieber, Durchfall und Erbrechen hingegen gehört ein Kind auf keinen Fall in die Schule, sondern ins Bett, und am Unterricht teilnehmen darf es erst wieder, wenn es mindestens 24 Stunden fieberfrei war, einen festen Stuhlgang hat und alle Übelkeit vergangen ist, der Appetit sich normalisiert hat und es auch selbst den Eindruck hat, wieder fit zu sein. Der Sportunterricht und auch Sport in der Freizeit sind aber in den ersten Tagen nach der Genesung noch tabu.

## Wer krank ist, bleibt zu Hause

Ich kann mich noch gut daran erinnern, dass meine Mutter manchmal – nicht ganz ohne Stolz – erzählt hat, dass sie ja selbst noch „mit dem Kopf unter dem Arm" – also ziemlich krank – zur Arbeit gegangen ist. Früher war das offensichtlich eine weit verbreitete Einstellung, was das Ganze aber nicht besser macht. Wer krank ist und andere anstecken könnte, bleibt zu Hause, um sich auszukurieren. Punkt. Was hilft es denn, wenn man seinen Teil der Arbeit erledigt, aber dafür reichlich andere ansteckt, die dann krank zu Hause bleiben müssen? ... Eben. Gar nix.

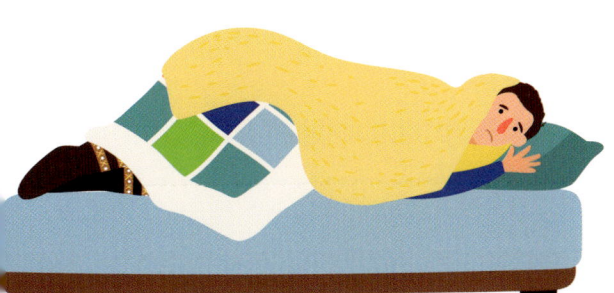

## Wenn es im Bauch rumpelt

Zu den typischen Winterkrankheiten gehört auch „Magen-Darm" – im Übrigen mein persönlicher Endgegner. Schuld am Brechdurchfall sind häufig die sehr ansteckenden Noro- oder Rotaviren, bei bakteriellen Infektionen sind oft Campylobacter oder Salmonellen die Ursache. Die Übertragung der Erreger erfolgt durch den Kontakt mit Stuhl, Erbrochenem, verunreinigten Gegenständen, Wasser und Lebensmitteln. Da viele Keime auf Flächen und Gegenständen einige Zeit überleben können und die meisten Bakterien sich in feuchtem Milieu besonders gut vermehren, ist es wichtig, dass ihr neben den üblichen Hygieneregeln im Alltag einige fundamentale Regeln in Sachen Sauberkeit in der Küche sowie im Umgang mit Nahrungsmitteln beachtet.

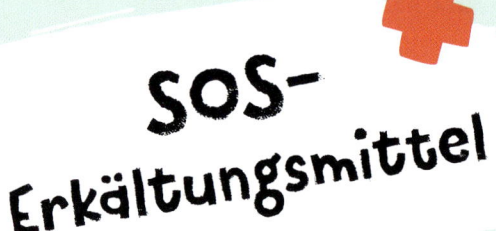

# SOS-Erkältungsmittel

## Möhrensuppe nach Moro

Benannt nach Prof. Ernst Moro, der vor über 100 Jahren Chefarzt an der Heidelberger Kinderklinik war und diese Suppe damals erfolgreich bei Durchfallerkrankungen seiner kleinen Patienten einsetzte, feiert sie heute als natürliches Heilmittel ein Comeback. Das Geheimnis der Suppe sind die Oligosaccaride (Zuckermoleküle), die erst beim Kochen der Möhren entstehen.

### Zutaten

500 g geschälte Möhren
3 g Kochsalz

1 Schneide die geschälten Karotten in kleine Würfel. Anschließend kochst du die Möhren in 1 Liter Wasser 1 Stunde lang. Die lange Kochzeit ist wichtig, um später auch die gewünschte Wirkung zu erzielen.

2 Die Möhrensuppe pürieren und mit Wasser wieder auf 1 Liter auffüllen. Die Suppe mit dem Salz würzen.

3 Die Suppe ist am effektivsten, wenn du dich genau an das Rezept hältst. Eine Verfeinerung mit Sahne und ähnlichem ist keine gute Idee.

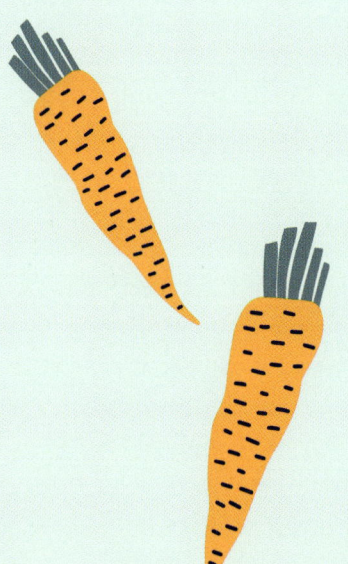

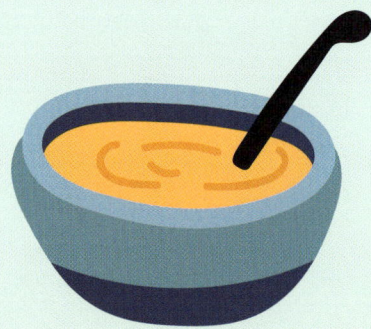

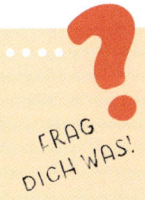

# Was ist eigentlich Hygiene?

Ich habe mich neulich mal gefragt, was Hygiene eigentlich genau bedeutet. Meine Schwiegermutter betrachtet darunter ja so was wie keimfreie Sauberkeit, meine Kinder eher eine gelegentliche Katzenwäsche ... Die Wahrheit liegt, wie so oft, in der Mitte.

Offiziell ist Hygiene die Gesamtheit „aller Bestrebungen und Maßnahmen zur Verhütung von Krankheiten und Gesundheitsschäden beim Einzelnen (Individualhygiene) und bei der Allgemeinheit (Allgemeinhygiene)", also alles, was man im Alltag so tun kann, um gesund zu bleiben. Auf die Idee, dass Sauberkeit dabei eine zentrale Rolle spielt, ist man übrigens, wie ich finde, erst überraschend spät gekommen.

Bis in die erste Hälfte des 19. Jahrhunderts wurden medizinische Gerätschaften vor dem Einsatz nicht gereinigt, OP-Kittel nicht gewaschen, und auch Wunden verschiedener Patienten wurden durchaus auch mal mit demselben Schwamm gesäubert. Mit den entsprechenden Folgen für Leib und Leben der Patienten. Dann gelang es einem Arzt namens Ignaz Semmelweis zu beweisen, dass die Übertragung von Krankheiten durch Desinfektion verhindert werden kann. Und in der Geburtshilfestation, in der er arbeitete, starben nach der Einführung der regelmäßigen Handdesinfektion erheblich weniger Frauen an Kindbettfieber als zuvor. Ich sag's ja immer: Händewaschen ist das A und O.

Anders als im Krankenhaus allerdings bedeutet Hygiene im Alltag nicht, dass man den Keimen auf Teufel komm raus mit der Desinfektionskeule den Kampf ansagen muss. Im Gegenteil. Die Wissenschaft hat Hinweise darauf gefunden, dass eine übertriebene Sauberkeit im Haushalt das Auftreten von Allergien begünstigt, weil das Immunsystem durch den verringerten Kontakt mit Erregern schon beim Kontakt mit harmlosen Pollen und Hausstaub mit Alarmstufe Rot reagiert.

Fürs Zuhause gilt also im Normalfall: Schön und nicht klinisch sauber machen.

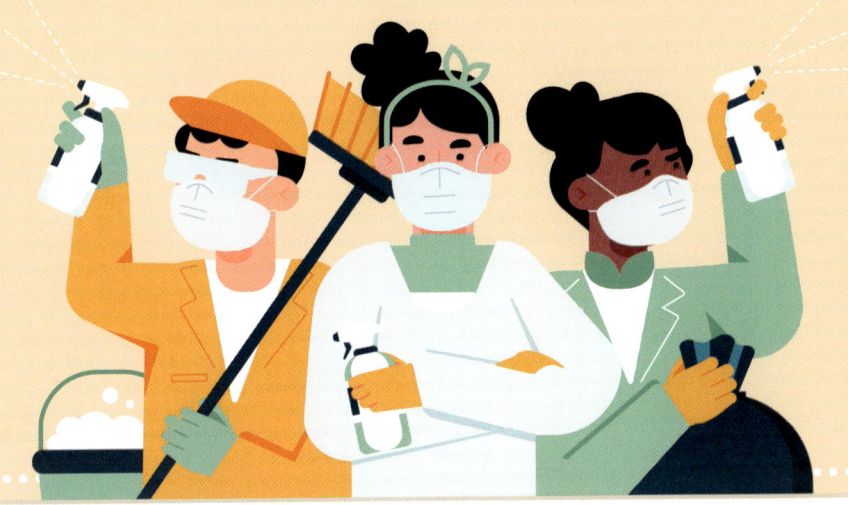

# Richtig spülen

In den meisten Haushalten steht ja heute eine Spülmaschine. Wenn das auch für euch gilt: Um allen Keimen sicher den Garaus zu machen, sollte die Spültemperatur mindestens 60 °C betragen – ich lege zur Sicherheit regelmäßig einen Topfwaschgang bei 75 °C ein, dann fängt die Maschine nicht an zu müffeln. Wer von Hand spült, sollte Geschirr, Besteck und Küchenutensilien mit möglichst heißem Wasser und ausreichend Spülmittel reinigen, und das am besten direkt nach dem Essen, denn bei Zimmertemperatur vermehren sich Keime sehr schnell. Und noch eine gute Nachricht für alle, die nicht gerne abtrocknen: Es ist deutlich hygienischer, Geschirr & Co. nach dem Spülen und Nachspülen mit kaltem, klarem Wasser auf dem Abtropfgitter trocknen zu lassen, denn es ist wahrscheinlicher, dass sich im Geschirrtuch Keime tummeln als im Wasser. Beim Einräumen sollte es allerdings ganz trocken sein. Falls nötig, kannst du ja dann noch mal mit einem sauberen Tuch nachwischen.

# Spülutensilien pflegen

Spülschwämme entwickeln sich ziemlich schnell zu echten Keimschleudern. Wenn ihr trotzdem nicht darauf verzichten wollt, solltet ihr sie regelmäßig ersetzen oder in waschbare Exemplare investieren. Generell solltest du Spüllappen und -schwämme, Hand- und Geschirrtücher regelmäßig einmal wöchentlich wechseln und bei 60 °C waschen. Wenn du häufig rohe Lebensmittel wie Fisch, Fleisch und Geflügel verarbeitest, auch öfter. Die Spülbürste kannst du übrigens regelmäßig mit in die Spülmaschine stecken und ab und an eine neue kaufen. Lasst feuchte Tücher und Lappen nach dem Gebrauch nicht verkrumpelt herumliegen, sondern breitet sie schön zum Trocknen aus. Ach so, die Hände sollte man sich übrigens nicht mit dem Geschirrtuch abtrocknen, sondern dafür auch in der Küche ein separates Handtuch verwenden.

# Hygieneregeln
## beim Kochen

Eigentlich ist es ja selbstverständlich, dass man besonders bei der Zubereitung von Lebensmitteln auf Sauberkeit achtet. Ich habe trotzdem die wichtigsten Regeln noch mal aufgeschrieben, denn im Eifer des Gefechts vergisst man ab und zu auch mal was – also ich zumindest …

→ Hände vor und beim Kochen waschen.

→ Gefrorenes im Kühlschrank auftauen, Tauwasser abschütten und Geschirr anschließend gründlich mit warmem Wasser und Spülmittel säubern oder – noch besser – in der Spülmaschine reinigen, Hände anschließend sorgfältig waschen. Lebensmittel nach dem Auftauen in der Mikrowelle sofort weiterverwenden. Zum Aufwischen von Tauwasser oder Fleischsaft auf der Arbeitsfläche oder Spüle verwendest du am besten Küchentücher aus Papier, die du anschließend sofort entsorgst.

→ Die meisten Keime sterben bei Temperaturen zwischen 70 und 100 °C ab. Darum Geflügel, Fleisch und Fisch beim Garen oder Aufwärmen so stark erhitzen, dass im Inneren mindestens zwei Minuten lang 70 °C erreicht werden. Das kann man mit einem Kochthermometer nachmessen. Wenn du Speisen warmhältst, darf ihre Temperatur darum auch nicht unter 65–70 °C sinken.

→ Auch in pflanzlichen Lebensmitteln können Keime vorkommen. Wenn du sie roh verzehren willst, solltest du sie sorgfältig unter fließendem Wasser abspülen. Kleingeschnittenes Obst und Gemüse isst man am besten gleich oder lagert es bis zum (baldigen) Verzehr abgedeckt im Kühlschrank.

→ Rohmilch muss vor dem Verzehr abgekocht werden.

→ Schneidebretter sollten eine glatte, unversehrte Oberfläche haben, da sich in den Furchen zerkratzter Bretter leicht Keime ansiedeln.

→ Die Niesetikette gilt selbstverständlich auch beim Kochen.

## Für Grundsauberkeit sorgen

Wenn es in der Küche schön sauber ist, ist das nicht nur gut fürs Wohngefühl, sondern auch für die Gesundheit. Damit Keime und Erreger bei euch in der Unterzahl bleiben, solltet ihr Spüle, Arbeitsflächen, Küchengeräte, Tür- und Schrankgriffe und den Tisch regelmäßig mit warmem Wasser und einem Reiniger wie Spülmittel säubern und anschließend trocken wischen. Auch der Boden sollte regelmäßig gefegt und mindestens einmal in der Woche gewischt werden. Dass man zum Putzen und Spülen unterschiedliche Tücher verwendet und den Boden mit anderen Lappen putzt als Tisch und Arbeitsflächen, ist ja sowieso klar. Achtet außerdem darauf, dass im Kühlschrank keine abgelaufenen Lebensmittel rumgammeln, und wischt das Gerät öfter mal mit einem feuchten Lappen aus. Wenn ihr dann noch regelmäßig den Müll heraustragt, habt ihr eigentlich alles richtig gemacht …

## Kühlkette sichern

Ich habe mir angewöhnt, leicht verderbliche Lebensmittel wie Fleisch, Fisch und außerdem Tiefkühlware auf meiner Einkaufsrunde immer zuletzt zu kaufen und in der Kühltasche nach Hause zu transportieren. Dort verstaue ich alles sofort im Kühl- und Gefrierschrank, damit Keime wirklich keine Chance haben. Fleisch gehört übrigens ins unterste Kühlschrankfach: Da ist es am kältesten, und eventuell aus der Verpackung tröpfelnder Fleischsaft kann keine anderen Lebensmittel „kontaminieren".

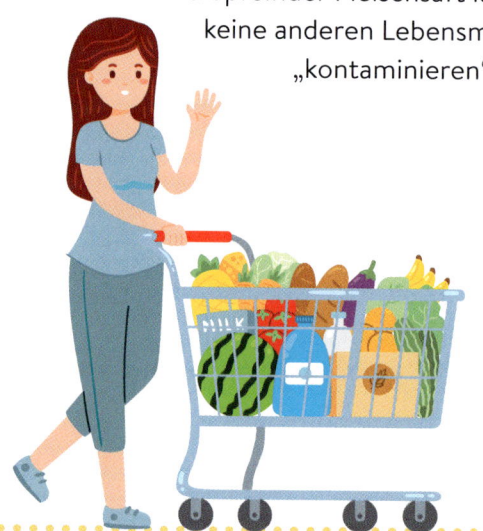

## Ein Handtuch pro Person

Dass hier jeder im Haus sein eigenes Dusch- oder Badetuch sowie eigene Waschlappen verwendet, versteht sich von selbst, aber normalerweise hängt bei uns auf der Gästetoilette ein Handtuch, das wir alle gemeinsam benutzen – und das ich natürlich regelmäßig austausche. Wenn aber jemand von uns krank wird, kriegt jeder sein ganz persönliches Handtuch. Dann ist schon mal eine Übertragungsgefahr gebannt.

# Badezimmer putzen

In Bad und Toilette ist Sauberkeit eigentlich eine Selbstverständlichkeit. Da wir zu viert sind und nur ein Bad haben, rollt bei uns zweimal in der Woche das Familienputzkommando durch die „Nasszelle". Dann werden alle Oberflächen gewischt, Waschbecken und Badewanne geschrubbt, die Toilette besonders gründlich sauber gemacht und der Boden gesaugt und gewischt. Außerdem wechseln wir alle Hand- und Badetücher aus, dazu die Waschlappen. Da es im Bad oft ziemlich feucht ist, besonders, wenn es keine Fenster gibt und sich darum leicht Schimmel bildet, der wiederum unser Immunsystem schwächen kann, solltet ihr darauf achten, feuchte Textilien so aufzuhängen, dass sie schnell trocknen, nach dem Baden oder Duschen ordentlich lüften und Dusche oder Badewanne mit einem Tuch oder Abzieher trocknen. Rund um die Toilette finden sich vor allem Mikroorganismen aus dem Darm. Ich weiß, das klingt ziemlich eklig, aber ich habe eine gute Nachricht für euch: Außerhalb ihres natürlichen Lebensraums überleben sie nicht lange. Trotzdem solltet ihr die Toilette täglich putzen, auch unter dem Beckenrand – mit einem speziell gekennzeichneten Lappen (ich schneide an den Schwämmen und Tücher, die zum Reinigen der Toilette gedacht sind, immer eine Ecke ab, sodass ich sie auf keinen Fall verwechseln kann), den ihr regelmäßig austauscht und bei mindestens 60 °C wascht.

Sollte trotz aller Vorsichtsmaßnahmen einer von euch mit einer Magen-Darm-Grippe danieder liegen, ist die Zeit der Desinfektionsmittel gekommen – Toilette entweder mit haushaltsüblichen Reinigern putzen und anschließend mit einem geeigneten Desinfektionsmittel behandeln oder zu einem Desinfektionsreiniger greifen.

# Richtig abspülen

Was ich ja nie bedacht habe: Die Toilettenspülung ist die reinste Keimschleuder. Darum haben wir uns alle angewöhnt, den Toilettendeckel vor Abspülen zu schließen, danach werden eventuelle Restverschmutzungen mit der Toilettenbürste beseitigt. Anschließend Deckel wieder schließen und noch einmal abspülen. Die Toilettenbürste braucht natürlich auch ihre Reinigungseinheiten – wir erledigen das in der Toilettenschüssel. Einfach etwas WC-Reiniger in die Schüssel geben, Bürste reinstellen, 30 Minuten einweichen lassen, auswaschen, fertig. Für eine besonders gründliche Säuberung kannst du auch ein Spülmaschinen-Tab in die Toilettenschüssel werfen und die Bürste über Nacht einweichen lassen. Und irgendwann ist dann ihre Lebenszeit auch zu Ende, und ich kaufe eine neue.

# Frischen Wind ins Heim bringen

Frische Luft ist nicht nur wichtig fürs Raumklima und das Wohngefühl. Ich finde, man kann sich leicht vorstellen, dass abgestandene, muffige Luft nicht gerade ein Motor für das Immunsystem ist – auch wenn man kein erwiesener Gesundheitsexperte ist. Aber natürlich kann man auch wissenschaftlich erklären, warum regelmäßiges Lüften Infektionen vorbeugt: Wird die Luft in einem Raum nicht regelmäßig ausgetauscht, steigt die Anzahl der Erreger in der Raumluft. Lässt man eine Portion Frischluft herein, verringert sich die Zahl erregerhaltiger feinster Tröpfchen in der Luft. Damit sinkt das Ansteckungsrisiko in Räumen, in denen sich Menschen mit einer Infektion aufhalten. Auch in der Heizsaison, wenn man eigentlich darauf achtet, Fenster und Türen geschlossen zu halten, damit es in der Wohnung kuschelig warm bleibt, solltet ihr auf keinen Fall darauf verzichten, regelmäßig tüchtig durchzulüften. Dazu aber bitte nicht die Fenster ewig auf Kipp stehen lassen, denn dann es ganz schön lange, bis die warme Luft die kalte wieder ersetzt hat. Und das kostet Heizenergie. Darum lieber zweimal am Tag ordentlich 5–10 Minuten durchlüften, am besten mit Durchzug. So kommt gute, frische Luft rein, ohne dass die Wohnung auskühlt. Während des Lüftens solltet ihr die Heizkörper natürlich runterdrehen ...

# Pflanzliche Luftfilter

Ich könnte ja ohne Zimmerpflanzen nicht leben. Und das Tolle ist: Sie machen es nicht nur wohnlich, sondern produzieren auch noch Sauerstoff und sorgen für ausreichend Luftfeuchtigkeit. So helfen sie gegen trockene Atemwege und schützen uns vor fiesen Erkältungen und Husten, denn die Erreger sind bei feuchter Luft weniger mobil und sinken schneller zu Boden. Toll, oder? Und bestimmte Sorten wie Efeu, Philodendron, Drachenbaum, Einblatt oder Nestfarn können sogar Schadstoffe aus der Luft filtern. Weiterer Pluspunkt: Anders als herkömmliche Raumluftfilter sind sie in der Anschaffung günstig, brauchen keinen Strom, müssen bei guter Pflege nicht ständig ausgetauscht werden und machen keinen Lärm. Wenn das kein Argument für einen Pflanzendschungel im Wohnzimmer ist!

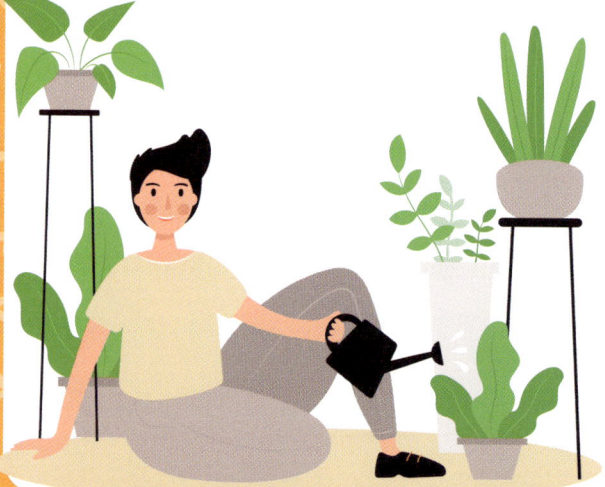

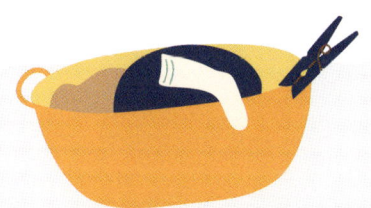

# Wäsche waschen

Auf benutzten Kleidungsstücken und Heimtextilien tummeln sich jede Menge Mikroorganismen – das mag gruselig klingen, ist aber eigentlich ganz normal, denn die stammen vom menschlichen Körper und sind solange ungefährlich, wie man nicht an einer hochinfektiösen Krankheit leidet.

Im Alltag reicht es eigentlich, Oberbekleidung bei niedrigen Temperaturen um die 30 °C zu waschen, denn dank moderner Waschmittel- und Waschmaschinentechnologien kann man auch bei diesen vergleichsweise niedrigen Temperaturen gute Waschergebnisse erzielen.

Wenn die Wäsche allerdings nicht nur sauber, sondern wirklich hygienisch rein werden soll, und das schon bei 40 °C, muss man zu einem festen, bleichmittelhaltigen Vollwasch- oder Universalwaschmittel greifen. Das empfiehlt sich übrigens auch für die Wäsche von Spüllappen und Putztüchern sowie Handtüchern, Waschlappen, Bettwäsche und Unterwäsche, denn so wirst du feindliche Keime sicher los. Hygienespüler braucht man da nicht.

Ich habe ziemlich lange gebraucht, meinen Kindern klarzumachen, dass benutzte Kleidung und feuchte Schmutzwäsche (Sportklamotten usw.) wirklich ganz trocken sein müssen, bevor man sie in den Wäschekorb stopft. Und allzu lange sollten sie dort auch nicht auf die Wäsche warten. Manchmal passiert es uns im allgemeinen Alltagsstress auch, dass die gewaschene Wäsche eine ganze Nacht lang nass in der Trommel liegen bleibt. Nicht gut, denn im feuchten Waschmaschinenklima vermehren Keime sich gut und gerne. Darum gewaschene Wäsche sofort zum Trocknen aufhängen oder im Trockner trocknen.

## Waschen im Ernstfall

Hat einen von uns trotz aller Vorsichtsmaßnahmen doch mal eine Magen-Darm-Grippe erwischt, müssen möglichst alle ge- oder betroffenen Textilien mit bleichmittelhaltigem Waschmittel bei 60 °C gewaschen werden. Allerdings ist ja gerade Oberbekleidung häufig nicht unbedingt für so hohe Temperaturen gemacht und verzeiht auch eine Behandlung mit Bleichmittel nicht. In dem Fall greife ich dann ausnahmsweise auch mal zu einem desinfizierenden Hygienespüler.

## Klinken putzen

Putzen gehört nun nicht unbedingt zu meinen Lieblingsbeschäftigungen, aber in der Erkältungssaison achte ich besonders darauf, Gegenstände, die wir alle gemeinsam benutzen, sehr regelmäßig gründlich abzuwischen, z. B. die Fernbedienungen für den gesammelten häuslichen Technologiepark, Türklinken sowie Büroutensilien wie Tacker, Locher & Co.

# Aktion saubere Waschmaschine

Als ich meine neue Waschmaschine gekauft habe, war ich ja ganz begeistert, wie toll die schon bei 30 °C wäscht, und ich habe so gut wie gar nichts mehr bei über 40 °C gewaschen. Keine gute Idee, wie sich dann bald herausstellen sollte. Irgendwann kam meine Wäsche nämlich ziemlich muffig aus der Maschine – keine Spur mehr von frischem Wäscheduft. Ich konnte mir zuerst gar nicht erklären, woran das liegt. Meine Nachbarin hat mich schließlich auf die Lösung gebracht: Da ich nur noch Niedrigtemperatur-Waschprogramme und bleichmittelfreie Waschmittel verwendet hatte, war in der Waschmaschine ein sogenannter Biofilm entstanden. Klingt jetzt erst mal gar nicht so schlimm, ist aber eher eklig. Dabei handelt es sich nämlich um eine Schleimschicht, die von Bakterien und Pilzen besiedelt ist. Im Normalfall führt so ein Biofilm zwar nicht zu einer gesundheitsgefährdenden Keimbelastung der Wäsche, aber schön ist wirklich anders. Seit ich einmal so ein Schleimmonster in der Maschine hatte, bin ich ziemlich pingelig, was die Waschmaschinenhygiene angeht. Ich schmeiße mindestens einmal in zwei Wochen eine 60-°C-Wäsche an und verwende dazu ein festes, bleichmittelhaltiges Vollwaschmittel, damit der Gruselfilm sich nicht wieder neu formiert. Nach dem Waschen lasse ich das Bullauge offen stehen und ziehe die Waschmittelschublade ein Stück heraus, damit alle Feuchtigkeit entweichen kann. Außerdem wische ich mit einem trockenen Tuch über die Gummidichtung der Maschine. Die Waschmittelschublade ziehe ich dann und wann ganz aus der Maschine, um Waschmittelreste, Staub und sonstige Verunreinigungen zu entfernen.

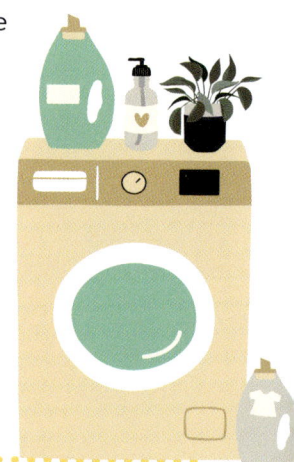

# Flächenreinigung

Zugegeben – ich würde nirgendwo vom Fußboden essen wollen. Obwohl mir das, sollte ich es doch einmal aus irgendwelchen Gründen tun, vermutlich nicht schaden würde, denn nach Expertenmeinung ist die Wahrscheinlichkeit, sich über Fußboden, Möbel oder Wände mit Bakterien oder Viren zu infizieren, ziemlich gering. Dennoch gibt es ein paar grundlegende Hygienestandards für ein gesundes Zuhause. Dazu gehört es, Teppiche und Teppichböden regelmäßig gründlich zu saugen und nass oder feucht wischbare Oberflächen regelmäßig abzuwischen. Gemeint sind damit Bodenbeläge wie Fliesen, Parkett oder Linoleum und auch Möbel. Zwischendurch greife ich besonders in der Küche auch gerne mal zum Besen, und seit ich mir ein Luxusteil gegönnt habe, das den Staub nicht nur aufwirbelt, sondern tatsächlich zusammenfegt, auch mit sichtbarem Erfolg.

## Mythos „5-Sekunden-Regel"

Zugegeben, aus meiner Kindheit kenne ich die 5-Sekunden-Regel nicht. Meine Kinder sind damit aus der Schule nach Hause gekommen, und sie wird immer wieder auch in Fernsehserien wie den *Simpsons* oder *Grey's Anatomy* zitiert. Nach dieser Regel sind Lebensmittel, die auf den Boden gefallen sind, noch essbar, sofern sie nicht länger als fünf Sekunden im Kontakt mit dem Boden waren. Inzwischen ist aber wissenschaftlich belegt, dass diese Regel Unsinn ist. Entscheidend für die „Verkeimung" eines Lebensmittels nach dem Bodenkontakt ist vielmehr, was auf welchen Boden gefallen ist. Ist der Boden glatt, haben Bakterien und Viren es leicht, an ein feuchtes Käsebrötchen anzudocken. Fällt ein trockener Keks auf flauschigen Teppichboden, ist die Gefahr einer Keimbesiedelung deutlich geringer, denn erstaunlicherweise – finde ich jedenfalls – überleben Mikroorganismen im Teppichflausch schlechter als auf dem glatten Küchenfußboden. Wieder was gelernt.

## Desinfektion, nein danke!

Eine gewisse Grundsauberkeit im Haushalt ist natürlich schon erforderlich, um Krankheiten fernzuhalten. Aber: Ein keimfreies Heim braucht keiner, im Gegenteil, ein Übermaß an Hygiene kann sogar schädlich sein, denn wenn unser Immunsystem „nichts zu tun hat", schaltet es gewissermaßen ab und ist auf etwaige Erreger-Angriffe nicht optimal vorbereitet. Im privaten Haushalt sind Desinfektionsmittel darum normalerweise unnötig – sie sollten ausschließlich dann zum Einsatz kommen, wenn euer Arzt oder das Gesundheitsamt es empfiehlt. Ihr könnt eure Wohnung oder euer Haus also guten Gewissens mit ganz normalen Putzmitteln auf Hochglanz bringen: 90 % aller Oberflächenkeime verschwinden, wenn man ihnen mit normalen Putzmitteln zu Leibe rückt. Achtet darauf, die Putzlappen nach Gebrauch gut trocknen zu lassen und wechselt sie häufig aus. Garantiert keimfrei sind sie wieder nach einer 60-°C-Runde mit bleichmittelhaltigem Waschmittel in der Waschmaschine.

## Schuhe aus

Bei uns gibt es eine eiserne Regel: Wer von draußen reinkommt, zieht sich in der Eingangsschleuse (mit Schmutzfangteppich und Schuhregal) die Schuhe aus, denn was nutzt es, wenn man sich Mühe gibt, im eigenen Heim für einen gewissen Sauberkeitsstandard zu sorgen, wenn alle den Schmutz von der Straße nach drinnen tragen. Zur Durchsetzung dieser Regel hat es bei uns übrigens ganz gut geholfen, dass die Kinder sich Hausschuhe ganz nach ihrem Geschmack aussuchen durften. Ich habe mich aus der Wahl ganz rausgehalten – wenn auch schweren Herzens.

# Tier im Haus

Klar, Haustiere machen viel Freude – aber auch viel Arbeit. Und sie können Erreger wie Salmonellen, Campylobacter, EHEC, Hantaviren und Parasiten übertragen, ohne selbst Krankheitszeichen zu zeigen. Wenn ihr die folgenden Regeln beachtet, bleibt ihr auch mit Tier im Haus gesund:

⇢ Wer ein Tier gestreichelt oder gefüttert hat oder seinen Stall bzw. Käfig gereinigt hat, muss sich unbedingt die Hände waschen.

⇢ Es kommt ja auch vor, dass man im (Streichel-)Zoo ein Tier anfasst. Und da gibt es oft keine Möglichkeit, sich sofort die Hände zu waschen. In dem Fall kann man sich die Hände provisorisch mit einem Reinigungs-/Feuchttuch reinigen. Danach sollte man aber trotzdem darauf achten, sich nicht mit den quasi ungewaschenen Händen ins Gesicht zu fassen oder Pommes zu essen. Und denk dran: In diesem Fall hast du einmal mehr eine Vorbildfunktion für dein(e) Kind(er).

⇢ Haustiere gehören nicht ins Bett – nie. Und es gilt: Küssen verboten. Umgekehrt dürfen Tiere Menschen nicht über das Gesicht lecken, und schon gar nicht über offene Wunden. Beißt oder kratzt ein Tier, muss die Wunde unbedingt desinfiziert werden. Mit einer Bisswunde muss man außerdem zum Arzt.

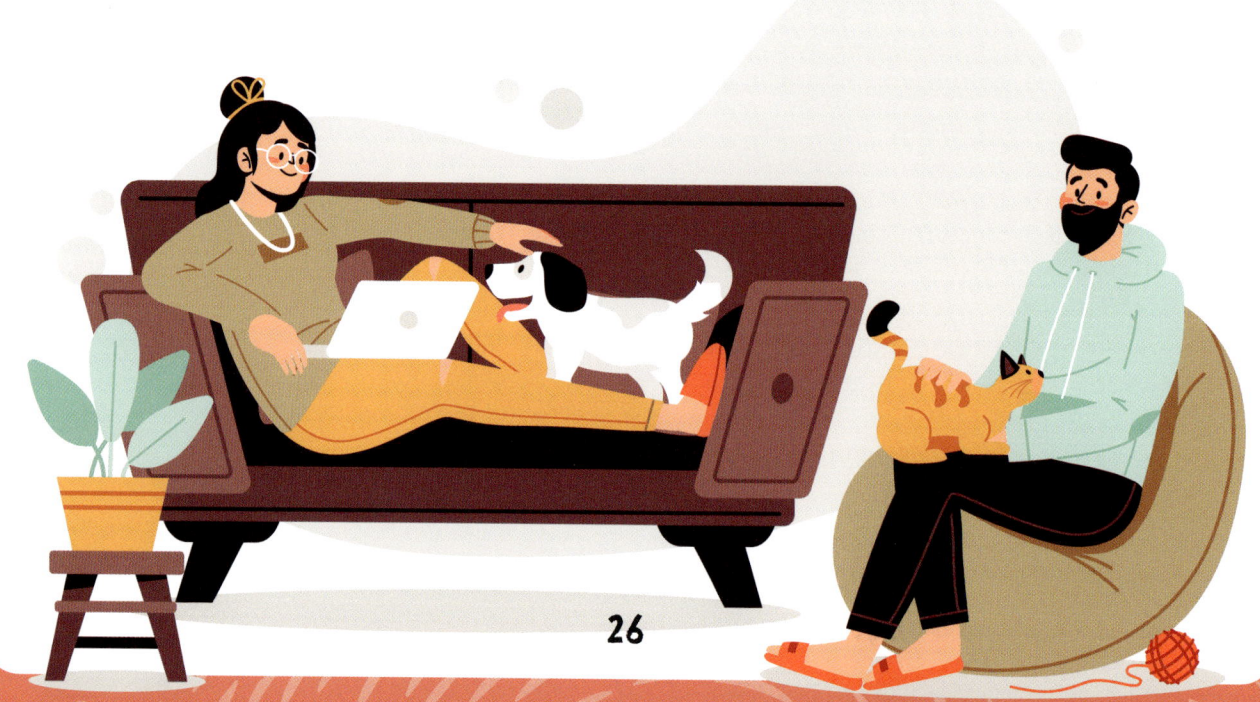

⟶ Wenn du gerade kochst und/oder mit Lebensmitteln hantierst, solltest du dein Haustier nicht anfassen. Passiert das doch mal, musst du dir sofort gründlich die Hände waschen. Und Haustiere haben nichts an *deinen* Lebensmitteln zu suchen.

⟶ Katzenklo und Hundedecke sind keine geeigneten Kinderspielzeuge. Für dich mag das logisch klingen, aber für meine kleine Nichte ist das kaum einzusehen. Die würde sich abends am liebsten mit dem Familienhund auf seine Decke kuscheln. Ist aber wirklich strengstens verboten.

⟶ Käfige, Ställe und Katzenklo müssen regelmäßig mit heißem Wasser abgewaschen werden. Und danach wäscht man sich selbst sehr gründlich die Hände, auch wenn man dabei Handschuhe getragen hat (wozu ich dir raten würde).

⟶ Katzen- und Hundedecken gehören regelmäßig bei 60 °C in die Waschmaschine.

⟶ Zur Pflege eures Haustiers gehört es auch, empfohlene Impfungen und Wurmkuren vornehmen zu lassen. Und ein krankes Tier gehört zur Tierärztin/zum Tierarzt.

# Spielzeug reinigen

Manche Viren und Bakterien können auf Oberflächen ganz schön lange überleben, auch auf Spielzeug. Gott sei Dank aber meistens in so geringen Mengen, dass davon niemand krank wird. Trotzdem solltet ihr die Playmobil- und Legosammlung, die Puppenfamilie und den Kuscheltierzoo ab und zu durch die Waschstraße schicken – vor allem dann, wenn jemand, der krank ist oder war, damit gespielt hat und sie dabei auch noch mit der ein oder andere Körperflüssigkeit in Berührung gekommen sind. Plastikspielzeug und Puppen kann man entweder mit einem feuchten Tuch abwischen oder mit etwas Seifenlauge abwaschen, und Robustes wie Lego oder Playmobil verträgt auch eine Runde in der Spül- oder Waschmaschine – Kleinteile solltet ihr allerdings sicher in einen Wäschebeutel/Kissenbezug verpacken oder im Besteckkorb sichern. Bei uns passen die Hände der Playmobil-Figuren in der Größe perfekt zum Draht der Geschirrkörbe – die Herrschaften können sich quasi festhalten und stehen dann in Reih und Glied in der Maschine. Das sieht ziemlich lustig aus, und unter diesen Umständen macht es sogar meinen Kindern Spaß, die Spülmaschine einzuräumen …

Stofftiere halten eine Waschmaschinenwäsche normalerweise ganz gut aus (bei moderaten Temperaturen und zurückhaltendem Schleudern), aber wenn ein Kandidat allzu schwach wirkt, waschen die Kinder ihn liebevoll mit der Hand im Waschbecken. Achtet aber bitte darauf, dass die Kuschelfreunde wirklich durch und durch trocken sind, wenn sie wieder beschmust werden.

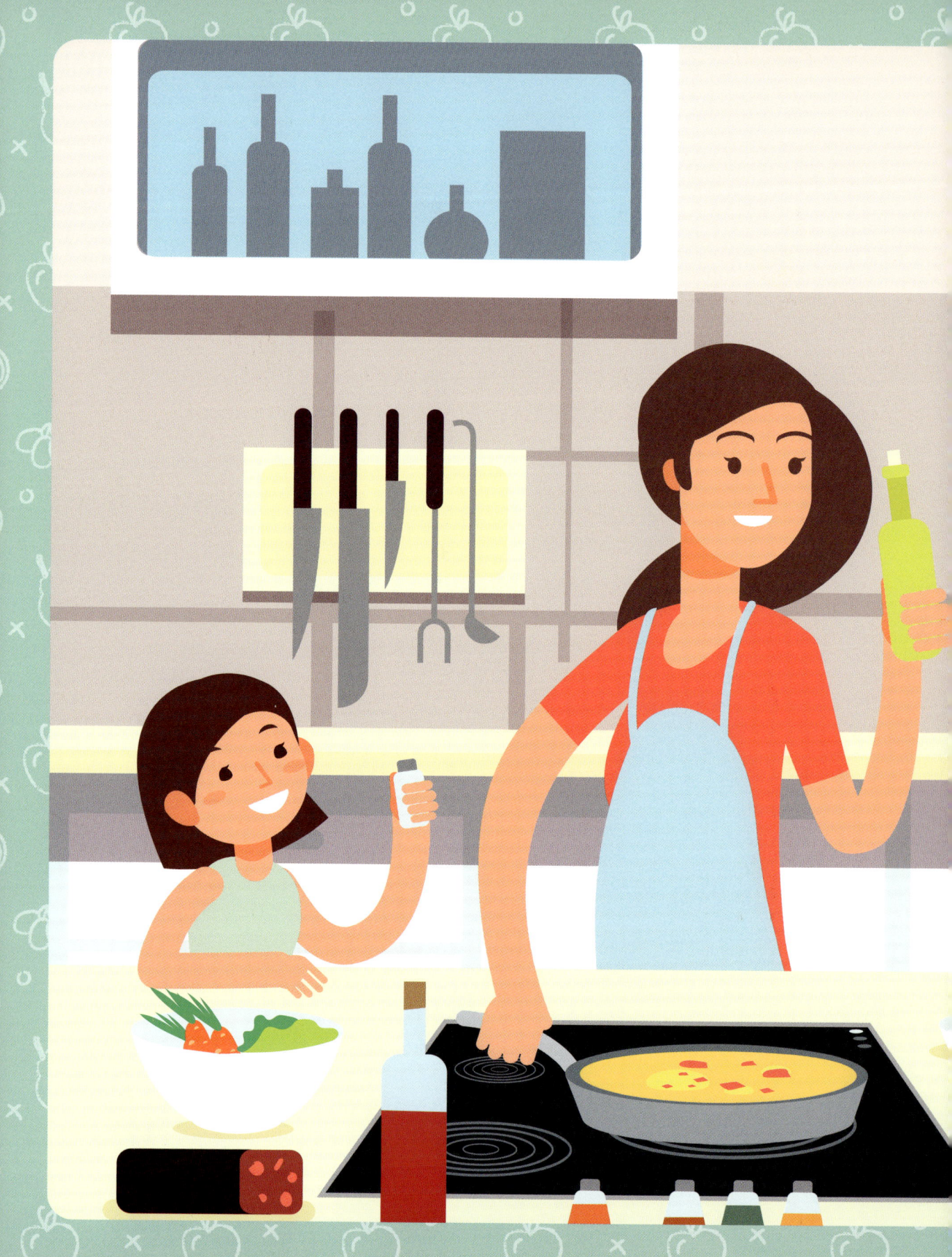

# GESUNDE ERNÄHRUNG

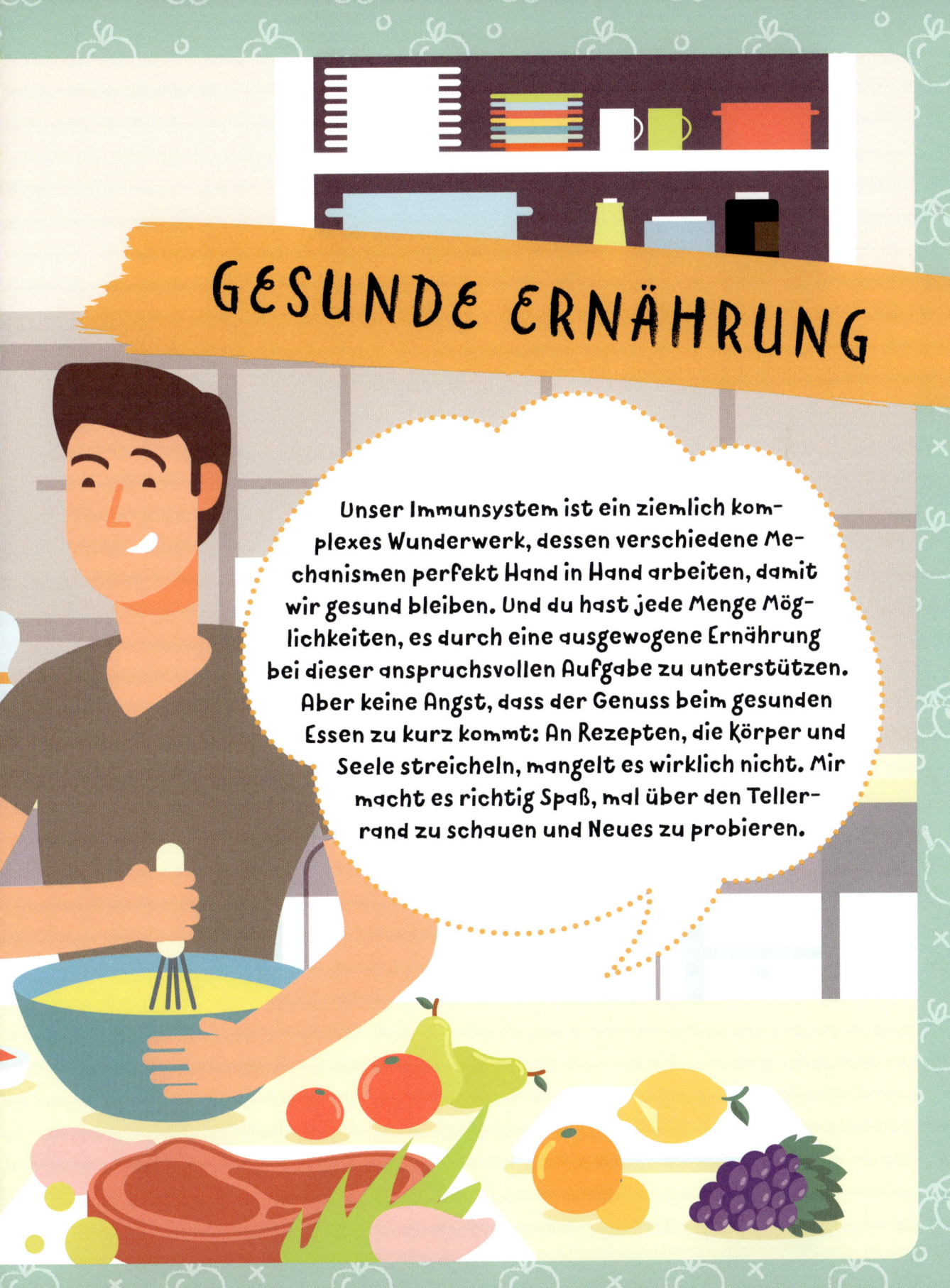

Unser Immunsystem ist ein ziemlich komplexes Wunderwerk, dessen verschiedene Mechanismen perfekt Hand in Hand arbeiten, damit wir gesund bleiben. Und du hast jede Menge Möglichkeiten, es durch eine ausgewogene Ernährung bei dieser anspruchsvollen Aufgabe zu unterstützen. Aber keine Angst, dass der Genuss beim gesunden Essen zu kurz kommt: An Rezepten, die Körper und Seele streicheln, mangelt es wirklich nicht. Mir macht es richtig Spaß, mal über den Tellerrand zu schauen und Neues zu probieren.

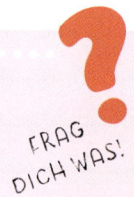

# Unser Immunsystem

Ich habe ja irgendwann beschlossen, den lästigen Winterinfekten den Kampf anzusagen, da ich keine Lust mehr hatte, mich jedes Jahr ein paar Monate lang halbverschnupft und schlapp durch den Tag zu quälen – und dabei noch diverse kranke Familienmitglieder zu pflegen. Als Verbündeten habe ich mir, wenig überraschend, das Immunsystem gewählt, weil es ein ziemlich ausgeklügeltes Bollwerk gegen unliebsame Eindringlinge wie Bakterien und Viren ist, die es auf der Haut, im Gewebe und in Körperflüssigkeiten wie Blut bekämpft.

Dabei unterscheidet man zwischen der **angeborenen Abwehr** und der erworbenen Abwehr. Unser angeborenes Immunsystem ist so etwas wie unser hauseigener Sicherheitsdienst. Wenn ein feindlicher Eindringling in Gestalt eines Keimes in Sicht ist, wird als Erstes das angeborene Immunsystem aktiv. An erster Stelle verhindert die geschlossene Oberfläche von Haut und Schleimhäuten, dass Krankheitserreger in den Körper eindringen, und chemische Stoffe wie Säure, Enzyme oder Schleim bilden eine zusätzliche Barriere gegen die Anlagerung von Viren oder Bakterien. Ein weiterer Schutzfaktor ist Bewegung: Die Flimmerhärchen in den Bronchien zum Beispiel befördern feindliche Objekte wieder nach draußen, Tränen spülen weg, was uns ins Auge fliegt, und die Darmmuskulatur wird aktiv, um Keime daran zu hindern, sich festzusetzen.

Hilft das alles nichts, und die Erreger dringen in den Körper ein, setzt unser angeborenes Immunsystem Abwehrzellen ein. Die sogenannten Fresszellen machen Bakterien und Viren zum Beispiel direkt vor Ort unschädlich, indem sie sie einschließen und regelrecht verdauen. Was vom Erreger noch übrig bleibt, wandert dann an die Oberfläche der Fresszellen und kann dort von der erworbenen Abwehr, die auch spezifisches Immunsystem heißt, erkannt werden. Daneben gibt es noch andere Abwehrzellen, die Stoffe abgeben, mit denen sie Bakterien und andere Keime abtöten. Bei dieser Reaktion des Körpers sterben die Eindringlinge sowie auch Gewebe- und Abwehrzellen ab, und ihre Überreste bilden den Eiter.

Unterstützt werden die Abwehrzellen von als Enzymen bezeichneten Eiweißstoffen. Davon gibt es insgesamt neun. Diese Enzyme aktivieren sich gegenseitig stufenweise in einer Art Kettenreaktion, sodass sich eine Abwehrreaktion schnell verstärken kann. Außerdem gehören zum angeborenen Immunsystem noch die natürlichen Killerzellen. Sie können virusinfizierte und veränderte Körperzellen anhand ihrer Oberfläche identifizieren und mithilfe von Zellgiften auflösen.

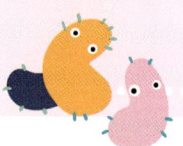

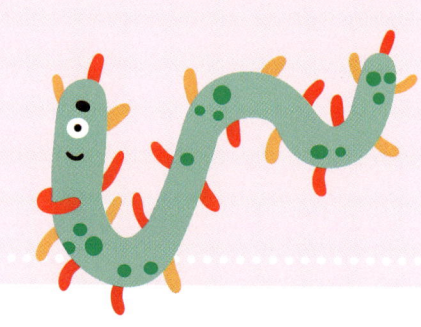

Wenn die angeborene Immunabwehr es nicht schafft, die Erreger zu vernichten, kommt das **erworbene Immunsystem** als eine Art SEK ins Spiel. Es richtet sich ganz gezielt gegen genau den Erreger, der eine spezifische Infektion verursacht. Allerdings muss es ihn erst einmal genau kennenlernen, was eine Weile dauert.

Doch ist der Feind einmal erkundet, vergisst das Immunsystem ihn nicht mehr und ist für zukünftige Angriffe gewappnet. Wenn das der Fall ist, ist man immun, d.h., man bekommt die Krankheit, die der Erreger auslöst, nicht mehr, weil der Körper gleich gezielt gegen ihn vorgehen kann.

## Anfällige Haut – schwaches Immunsystem

Bekommst du auch im Winter so leicht Herpes? Ich habe ja immer gedacht, ich sei einfach nur wegen der Kälte so anfällig. Stimmt aber nicht unbedingt. Hauterkrankungen wie der genannte Herpes, Pilze und Warzen können ein Zeichen dafür sein, dass dein Immunsystem nicht ganz auf der Höhe ist. Entsprechend ist die Immunpolizei deines Körpers dann nicht schnell genug zur Stelle, um eindringende Keime zu bekämpfen. Also: Wenn solche Beschwerden auftauchen, solltest du nicht nur die Symptome bekämpfen, sondern auch dein Immunsystem ein bisschen pimpen – zum Beispiel mit gesundem, eiweißreichem Essen, das die körpereigenen Abwehrkräfte stärkt.

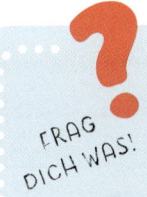

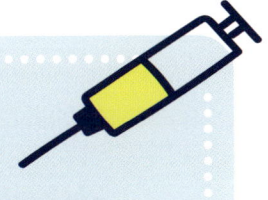

FRAG DICH WAS!

### So funktioniert Impfen

Beim Impfen macht man sich übrigens die Abwehrmechanismen des erworbenen Immunsystems zunutze: Der Körper wird mit einem bestimmten Erreger – allerdings in „entschärfter" Form – bekanntgemacht, sodass er schon mal entsprechende Abwehrtruppen aufbauen kann. Gelingt es dann dem echten, „scharfen" Erreger, in den Organismus vorzudringen, muss der Körper seine bereits bestehende, entsprechend „geschulte" Abwehr nur noch alarmieren, und der Feind ist erledigt, bevor er überhaupt nennenswerten Schaden anrichten konnte.

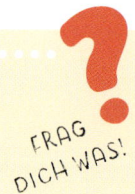

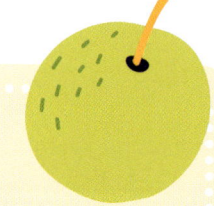

FRAG
DICH WAS!

# Was sind eigentlich Vitamine?

Uns wird ja schon von Kindesbeinen an eingeimpft, dass wir bloß genügend Vitamine essen sollen. Früher dachte ich immer, die stecken vor allem – oder auch nur – in Äpfeln und Orangen. Und in Multivitaminsaft. Heute weiß ich es ein bisschen besser.

Vitamine sind Stoffe, die der Mensch nicht oder nicht in ausreichender Menge selbst bilden kann, sondern mit seiner Nahrung aufnehmen muss. Früher waren wir einmal in der Lage, Vitamin C, das wohl „bekannteste" Vitamin, selbst zu produzieren, doch im Laufe der Evolution ist uns diese Fähigkeit abhandengekommen. Das haben wir übrigens mit den Meerschweinchen gemeinsam, weiß der Himmel warum ...

Vitamine sind an einer Vielzahl von Stoffwechselvorgängen in unserem Körper beteiligt und haben zum Beispiel Einfluss auf unsere Sehleistung, unsere Haut (Vitamin A) und unser Immunsystem (Vitamin C), das Funktionieren unseres Nervensystems (Vitamin B1) und des Energiestoffwechsels (Vitamin B3), den Fettstoffwechsel (Vitamin E) und die Hemmung des Knochenabbaus (Vitamin K9).

Nehmen wir mit unserer Nahrung nicht ausreichend Vitamine auf, entwickeln wir Mangelerscheinungen oder werden sogar krank. Früher bekamen zum Beispiel Seeleute häufig Skorbut, weil sie bei langen Fahrten auf See nicht ausreichend mit Vitamin C versorgt wurden.

Das erste Vitamin (Vitamin B1) wurde 1897 entdeckt. Inzwischen zählt die Wissenschaft 13 Vitamine, von denen vier – E, D, K und A – fettlöslich sind und die restlichen (Vitamin C und die Vitamine des B-Komplexes) wasserlöslich. Der Körper kann die fettlöslichen Vitamine nur aufnehmen, wenn man ihm dazu auch eine Portion Fett serviert, zum Beispiel in Form von einem ordentlichen Stück Butter am Möhrengemüse (jaja, die Oma wusste schon, was sie tat), ein hochwertiges Pflanzenöl geht aber auch. Wasserlösliche Vitamine werden schnell aus Lebensmitteln ausgewaschen. Darum soll man an- oder aufgeschnittenes Obst und Gemüse auch nicht wässern.

Anders als ich als Kind angenommen habe, enthalten fast alle Lebensmittel Vitamine. Allerdings entscheiden Lagerung, Konservierung und Zubereitung darüber, wie viele davon tatsächlich in deinem Körper landen. Die wichtigsten Vitaminlieferanten – und damit ein Festmahl fürs Immunsystem – sind Obst und Gemüse, und je kürzer der Weg von Feld, Strauch oder Baum in euren Magen ist, desto mehr Vitamine sind drin. Dass die kläglichen Gemüse-Restbestände an einem späten Samstagnachmittag im Supermarkt nicht mit dem knackig frischen Gemüse mithalten können, das man morgens auf dem Markt bekommt, kann man sich leicht vorstellen. Wenn du kein gutes frisches Gemüse bekommen kannst, ist es oft besser, auf Tiefkühlware zurückzugreifen, für die das Obst und Gemüse erntefrisch gefrostet wird und damit einen hohen Vitamingehalt hat.

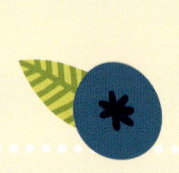

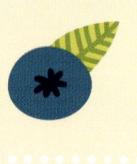

# Keine Pillen, bitte

Vitamine in Form von Brausetabletten, Pulver und Tropfen sind eine schlechte Alternative zu frischem oder tiefgekühltem Obst und Gemüse. Davon abgesehen, dass Vitaminmangel in unserer Gesellschaft bei normaler Mischkost oder ausgewogener vegetarischer Ernährung eigentlich kein Thema ist, kann die Versorgung per Tablette der Gesundheit sogar gefährlich werden, weil Überdosierungen leichter vorkommen.

## Und welche Vitamine sind besonders gut für das Immunsystem?

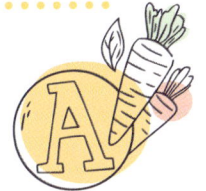

**Vitamin A:** Die Vitamin-A-Klasse steckt in tierischen Produkten wie Milch, Eiern und Leber, aber auch in Aprikosen, Spinat und Grünkohl. Vitamin A ist gut für die Haut, die ja für das Immunsystem eine wichtige Rolle spielt, und bringt dazu auch noch unsere Abwehrkräfte auf Trab. Außerdem gehört es wie die Vitamine E und C zu den Antioxidantien, die unter anderem für ein vermindertes Krankheitsrisiko sorgen.

**Vitamin C:** Gewissermaßen der Klassiker unter den Vitaminen. Allerdings hat die Forschung inzwischen herausgefunden, dass es nicht vorbeugend gegen fiese Erkältungen wirkt. Aber: Ist die Erkältung einmal da, kann Vitamin C die Beschwerden etwas lindern. Bei einer roten Schnupfennase ist es also schon sinnvoll, sich eine heiße Zitrone zu gönnen und auch mal eine Kiwi zu löffeln. Ebenfalls reich an Vitamin C sind zum Beispiel Brokkoli, Kohl und rote Paprika.

**Vitamin E:** Bei einem Vitamin-E-Mangel funktionieren viele Immunzellen nicht richtig. Das will ja keiner. Um deinen Tagesbedarf von 12 Milligramm zu decken, solltest du regelmäßig ein paar Nüsschen knabbern und deine Salatsoße mit Sonnenblumenöl – am besten in Bioqualität – anrühren.

**Vitamin D:** Dieses Vitamin ist ein wichtiger Verbündeter in der Vorbeugung von Erkältungskrankheiten und aktiviert die Abwehrkräfte. Du kannst es in Form von Fisch, Pilzen und Avocados über die Nahrung aufnehmen, doch das Tolle ist, dass der Körper es auch selbst herstellen kann: Es wird vor allem in der Haut gebildet. Dazu muss sie allerdings eine gute Portion Sonnenlicht abbekommen, was in der kalten Jahreszeit nicht ganz so einfach ist. Darum solltet ihr auf jeden Fall versuchen, eure Vitamin-D-Speicher im Sommer tüchtig aufzufüllen.

**Vitamin B6:** Vitamin B6 spielte eine wichtige Rolle bei der Antikörperproduktion und wirkt regulierend auf das Immunsystem – damit ist es genau der Partner, den man in der kalten Jahreszeit braucht. Vitamin B6 steckt in pflanzlichen Lebensmitteln wie Weizen, Reis, Hirse und Bananen, aber auch in Fisch.

# Dänisches Körnerbrot

1 Brot • Kastenform à 1,5 l oder 26 x 10 cm
Zubereitungszeit: ca. 10 min, Backzeit ca. 1 std 20 min, Zeit zum Abkühlen ca. 30 min

## Zutaten

5 Eier
150 g Käse (optional)
150 g Kürbiskerne
100 g geschrotete
    Leinsamen
100 g Sesam
50 g Sonnenblumenkerne
50 g Haferflocken
100 g grob gehackte
    Mandeln
50 g grob gehackte
    Haselnüsse
50 g grob gehackte
    Walnüsse
50 ml Öl + etwas mehr
    für die Form
1 Tl Salz

**1** Den Backofen auf 160 °C vorheizen.

**2** Die Eier verquirlen, sofern gewünscht den Käse reiben und beides mit allen anderen Zutaten gut vermischen. Das geht erstaunlich gut per Hand, so wird es schön gleichmäßig.

**3** Die Körnermasse in die Kastenform geben, glattstreichen und 70–80 Minuten backen. Das fertige Körnerbrot in der Form auskühlen lassen.

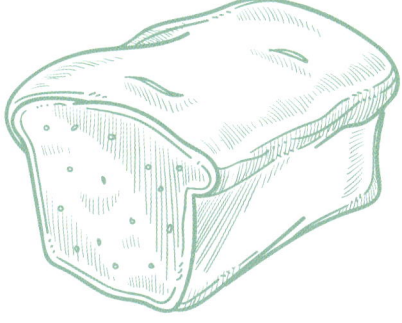

**Pro Brot**
ca. 4490 kcal/18799 kJ
184 g E, 386 g F, 82 g KH

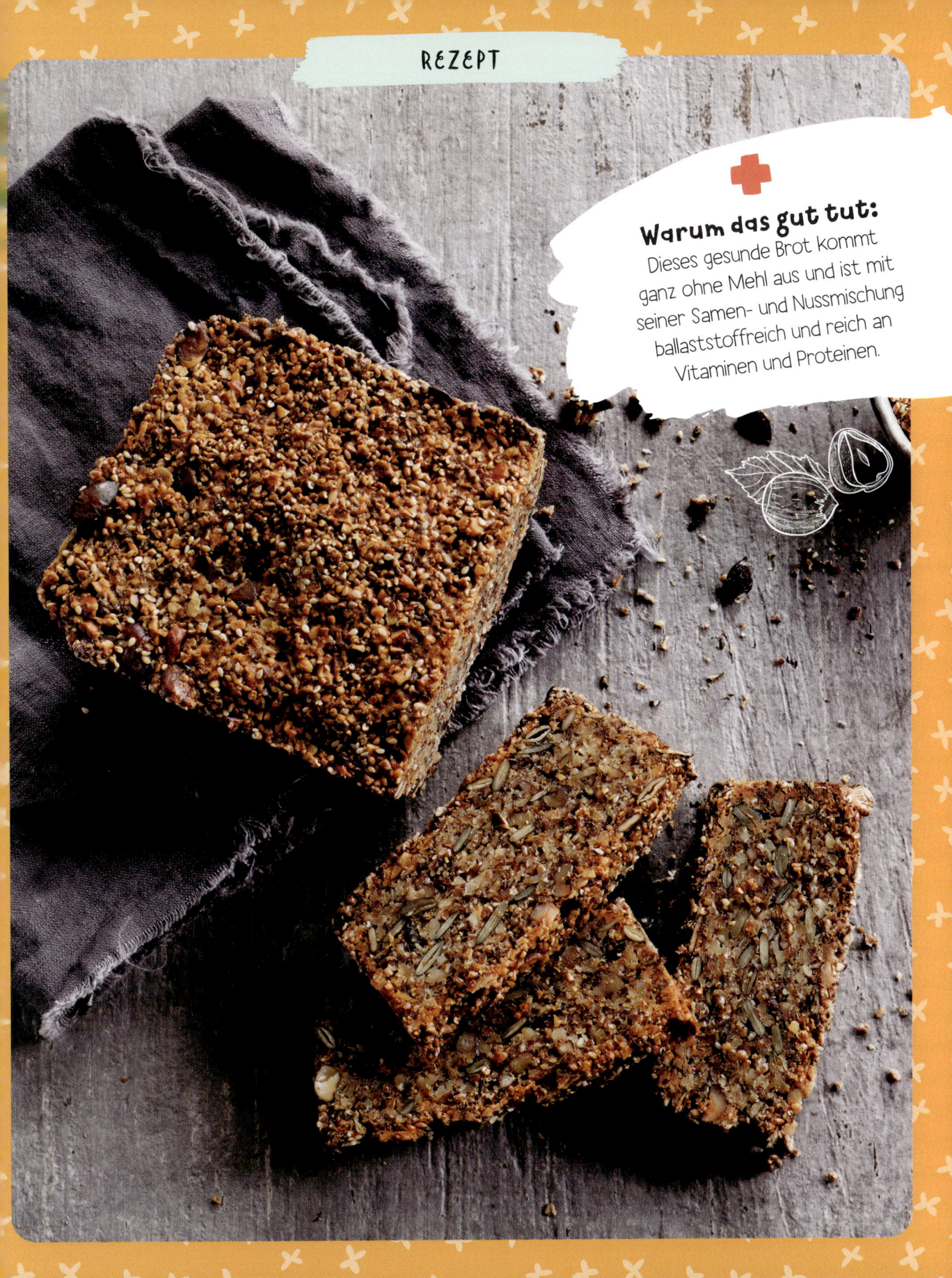

**Warum das gut tut:**
Dieses gesunde Brot kommt ganz ohne Mehl aus und ist mit seiner Samen- und Nussmischung ballaststoffreich und reich an Vitaminen und Proteinen.

# Brokkoli-Fenchel-Suppe
## mit Cashewkernen und Grünkohlchips

4 Portionen · Zubereitungszeit: ca. 40 min

## Zutaten

1 Brokkoli
2 Fenchelknollen
100 g Grünkohl ohne Stiele
3 mehligkochende
    Kartoffeln
1 große Zwiebel
1 Knoblauchzehe
1 El Olivenöl
120 g Cashewkerne
750 ml Gemüsebrühe
1 El Zitronensaft
1 Tl Salz
1 Tl Pfeffer
2 Tl Zucker

Außerdem
Sonnenblumenöl
    zum Frittieren

**1** Brokkoli waschen, putzen, den Stiel schälen und alles grob zerkleinern. Fenchel waschen, putzen und würfeln. Grünkohl waschen und trocken tupfen. Kartoffeln waschen, schälen und grob würfeln. Zwiebel und Knoblauchzehe schälen und hacken.

**2** Das Olivenöl in einem Topf erhitzen. Zwiebel und Knoblauch darin unter Rühren etwa 3 Minuten andünsten. Kartoffeln, Fenchel, Brokkoli, die Hälfte des Grünkohls und ein Drittel der Cashewkerne in den Suppentopf geben. Unter Rühren alles etwa 5 Minuten sanft anbraten.

**3** Gemüsebrühe, Zitronensaft, Salz und Pfeffer in den Topf geben. Alles gut verrühren, aufkochen und mit geschlossenem Deckel etwa 20 Minuten köcheln lassen.

**4** Währenddessen für die Grünkohlchips ausreichend Sonnenblumenöl in einem kleinen Topf erhitzen. Den restlichen Grünkohl darin kurz frittieren, bis er braun wird. Herausnehmen, in einer Schüssel mit dem Zucker vermischen und beiseitestellen. Die restlichen Cashewkerne in einer Pfanne ohne Fett goldbraun rösten, dann ebenfalls beiseitestellen.

**5** Den Suppentopf vom Herd ziehen und die Suppe mit einem Schneidstab pürieren. Auf Suppenteller verteilen und mit gerösteten Cashewkernen und Grünkohlchips bestreut servieren.

**Pro Portion**
ca. 402 kcal/1683 kJ
12 g E, 25 g F, 29 g KH

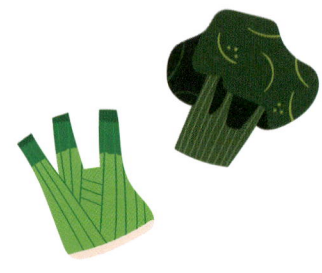

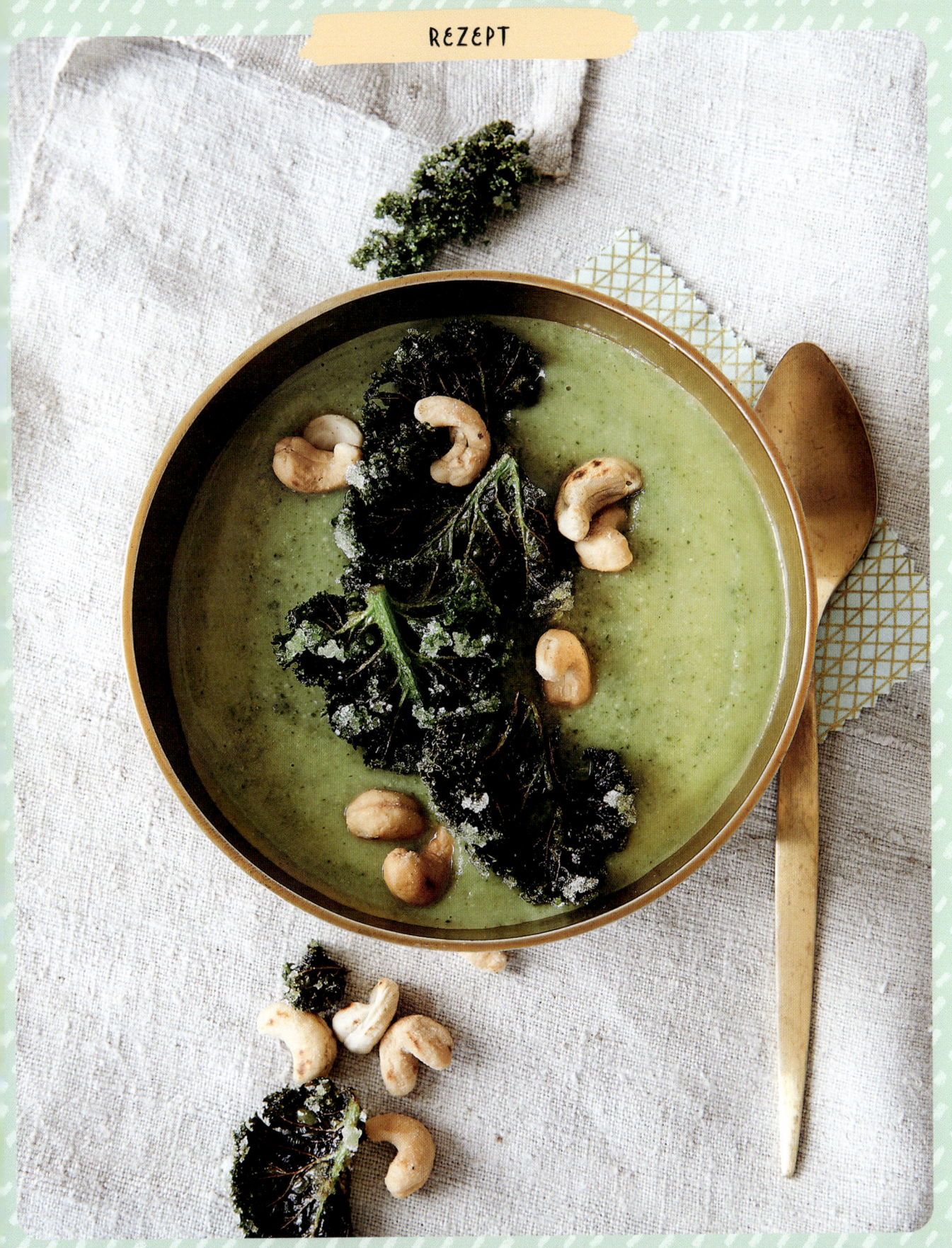

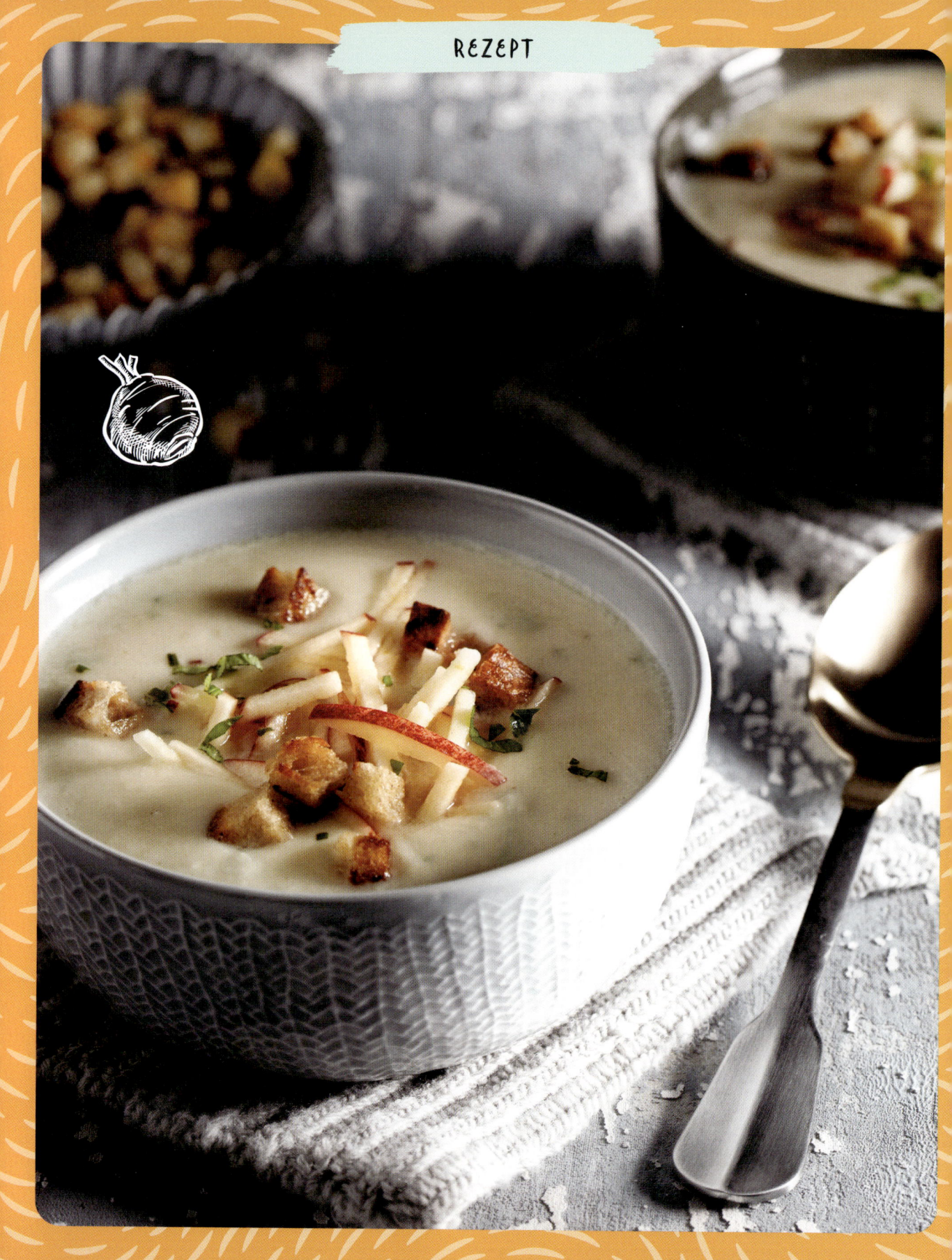

# Sellerie-Apfel-Cremesuppe
## mit Röstbrot

4 Portionen • Zubereitungszeit: ca. 30 min

**1** Den Knollensellerie schälen und grob würfeln. Die Zwiebel schälen, halbieren und in Streifen schneiden. Die Äpfel vierteln und entkernen. Zwei Apfelviertel in feine Stifte schneiden und mit 1 Esslöffel Zitronensaft beträufeln. Den Rest grob würfeln.

**2** Das Öl in einem großen Topf erhitzen und die Zwiebelstreifen darin glasig andünsten. Die Sellerie- und die Apfelwürfel zugeben und ebenfalls andünsten. Den übrigen Zitronensaft und den Majoran zugeben und die klare Gemüsebrühe angießen.

**3** Aufkochen und bei mittlerer Hitzezufuhr etwa 15 Minuten köcheln lassen, bis der Sellerie weich ist. Die Suppe mit dem Mixstab fein pürieren. Den Schmand unterrühren und alles mit etwas Salz und Pfeffer abschmecken. Die Bauernbrotscheiben in Würfel schneiden. Die Butter in einer Pfanne erhitzen, die Brotwürfel zugeben und knusprig anrösten. Die Suppe in Tellern anrichten und mit den Apfelstiften sowie den Röstbrotwürfeln bestreuen.

## Zutaten

600 g Knollensellerie
1 mittelgroße Zwiebel
2 kleine rote Äpfel
2 El frisch gepresster
   Zitronensaft
2 El Öl
1 El fein geschnittener
   Majoran
1200 ml klare Gemüsebrühe
100 g Schmand
2 Scheiben Bauernbrot
1 El Butter
Salz
Pfeffer

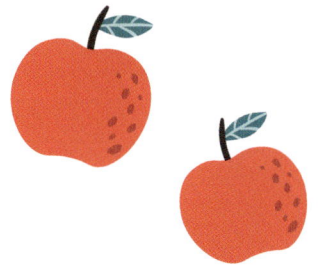

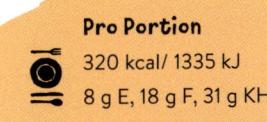

**Pro Portion**
320 kcal/ 1335 kJ
8 g E, 18 g F, 31 g KH

# Rahmspinat
## mit Spiegeleibrot

4 Portionen · Zubereitungszeit: ca. 40 min

## Zutaten

1 kg Blattspinat
100 g kleine Schalotten
1 Knoblauchzehe
3 El Butter
150 ml Sahne
Salz
Pfeffer
1 Prise Muskatnuss
4 große Scheiben
   Bauernbrot
2 El Öl
8 Eier

**1** Den Blattspinat putzen und dabei die harten Stiele entfernen. Den Spinat gründlich waschen, in ein Sieb geben und gut abtropfen lassen. Die Schalotten und die Knoblauchzehe schälen. Die Schalotten fein würfeln und die Knoblauchzehe fein hacken.

**2** 2 Esslöffel Butter in einem großen Topf zerlassen. Die Schalottenwürfel und den gehackten Knoblauch darin bei mittlerer Hitze glasig andünsten. Die Hitzezufuhr reduzieren, den Spinat zugeben und unter Rühren zusammenfallen lassen. Die Sahne zugeben und etwa 3 Minuten kochen lassen. Mit Salz, Pfeffer und Muskatnuss würzen. Mit dem Pürierstab fein pürieren.

**3** Den Backofen auf 180 °C vorheizen. Die Brote mit der restlichen Butter bestreichen und im vorgeheizten Ofen 3–4 Minuten anrösten. Das Öl auf zwei große Pfannen verteilen und erhitzen. Die Eier in die Pfannen geben und Spiegeleier ausbraten. Die Brote mit den Eiern belegen und mit etwas Salz und Pfeffer würzen. Den Rahmspinat mit den Broten auf Tellern anrichten und servieren.

**Pro Portion**
ca. 544 kcal/2278 kJ,
26 g E, 36 g F, 29 g KH

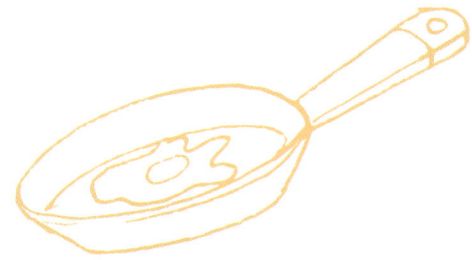

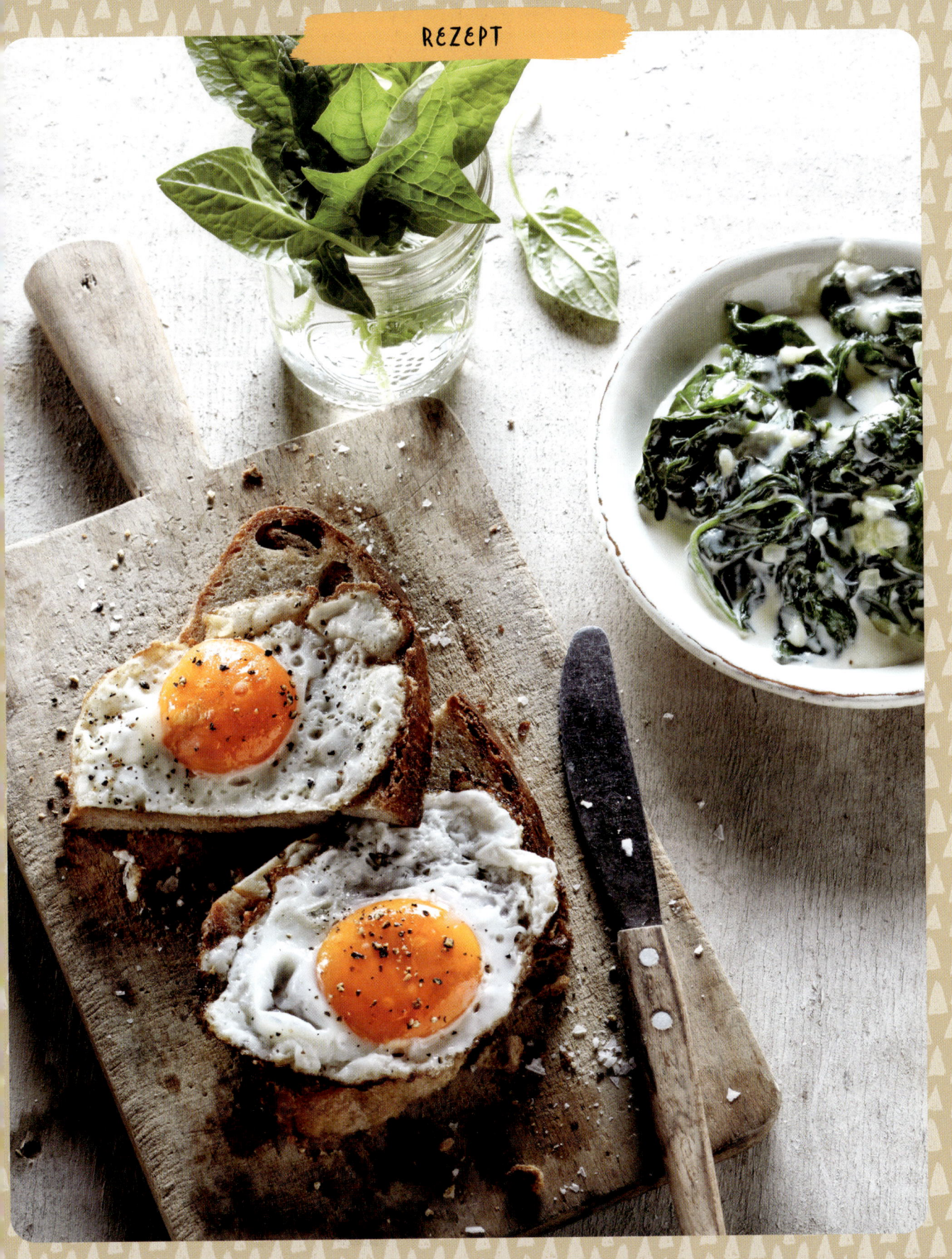

# Grünkohl-Reis-Topf
## mit Parmesan

4 Portionen • Zubereitungszeit: ca. 25 min, Garzeit ca. 30 min

## Zutaten

1 Zwiebel
800 g Grünkohl
4 getrocknete Tomaten
150 g Parmesan
2 El Olivenöl
200 g Reis
100 ml Weißwein
300 ml heiße Gemüsebrühe
1 Tl Salz
1 Msp. Pfeffer
2 El Pinienkerne

**1** Die Zwiebel schälen und fein hacken. Den Grünkohl waschen, harte Rippen entfernen und die Blätter hacken. Die getrockneten Tomaten in feine Streifen schneiden. Den Parmesan hobeln.

**2** Das Öl in einem Topf erhitzen. Erst die Zwiebel darin anbraten, dann den Reis dazugeben und kurz mitbraten. Mit dem Weißwein ablöschen und diesen kurz einköcheln lassen. Dann Grünkohl, Tomaten, Brühe, Parmesan, Salz und Pfeffer zugeben und bei mittlerer Hitze und geschlossenem Deckel 20–30 Minuten köcheln lassen. Wenn nötig, noch etwas Wasser hinzufügen. Währenddessen die Pinienkerne in einer kleinen Pfanne ohne Fett goldbraun anrösten.

**3** Den Reistopf vor dem Servieren gut durchmengen und mit Pinienkernen bestreut servieren.

### TIPP
Wenn Kinder mitessen, kannst du den Weißwein durch 100 ml mehr Gemüsebrühe ersetzen.

**Pro Portion**
ca. 481 kcal/2014 kJ
25 g E, 20 g F, 45 g KH

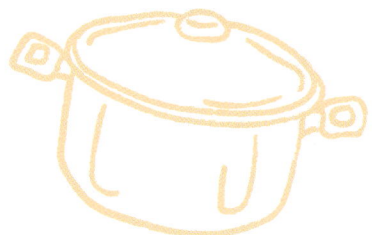

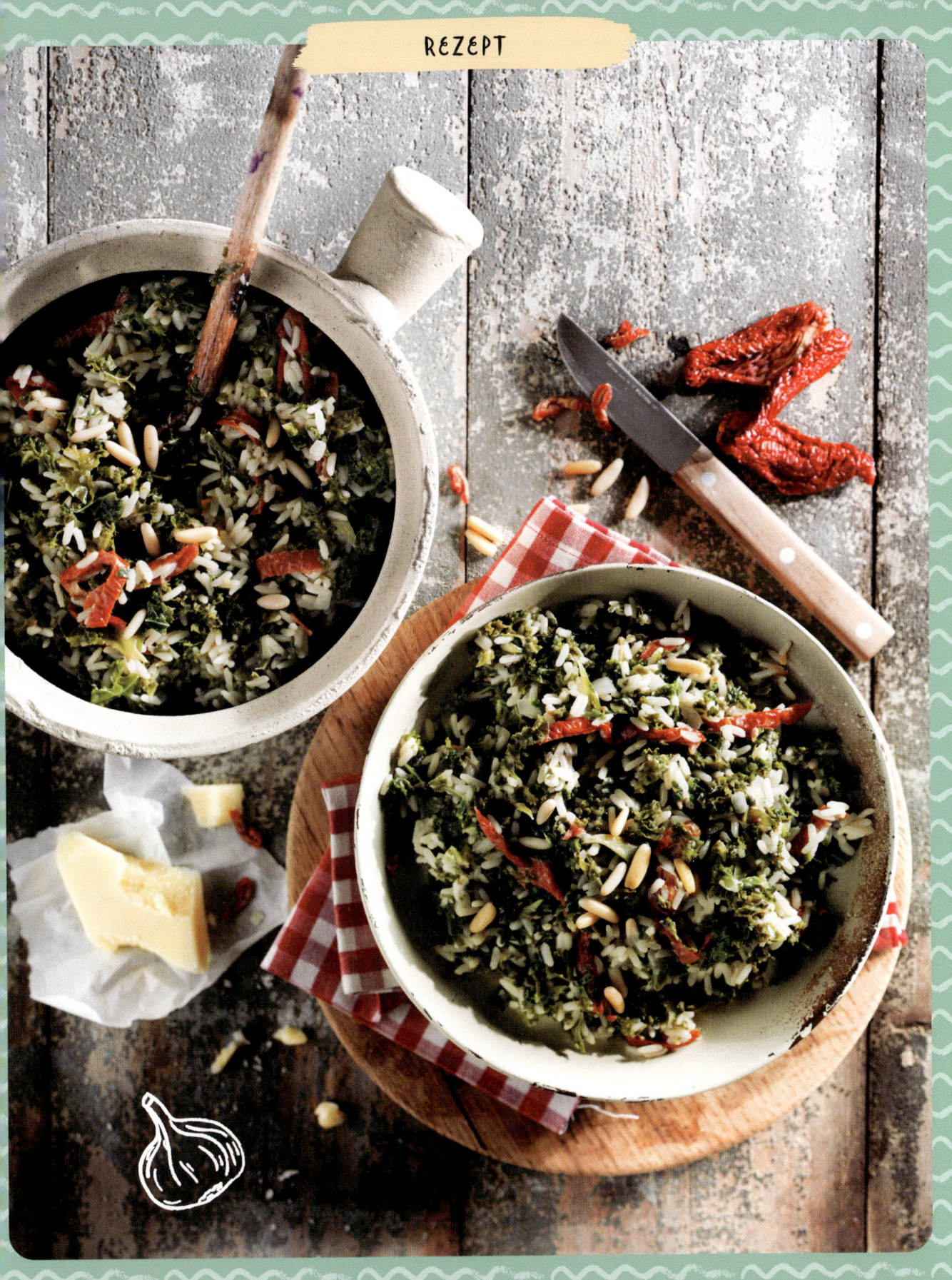

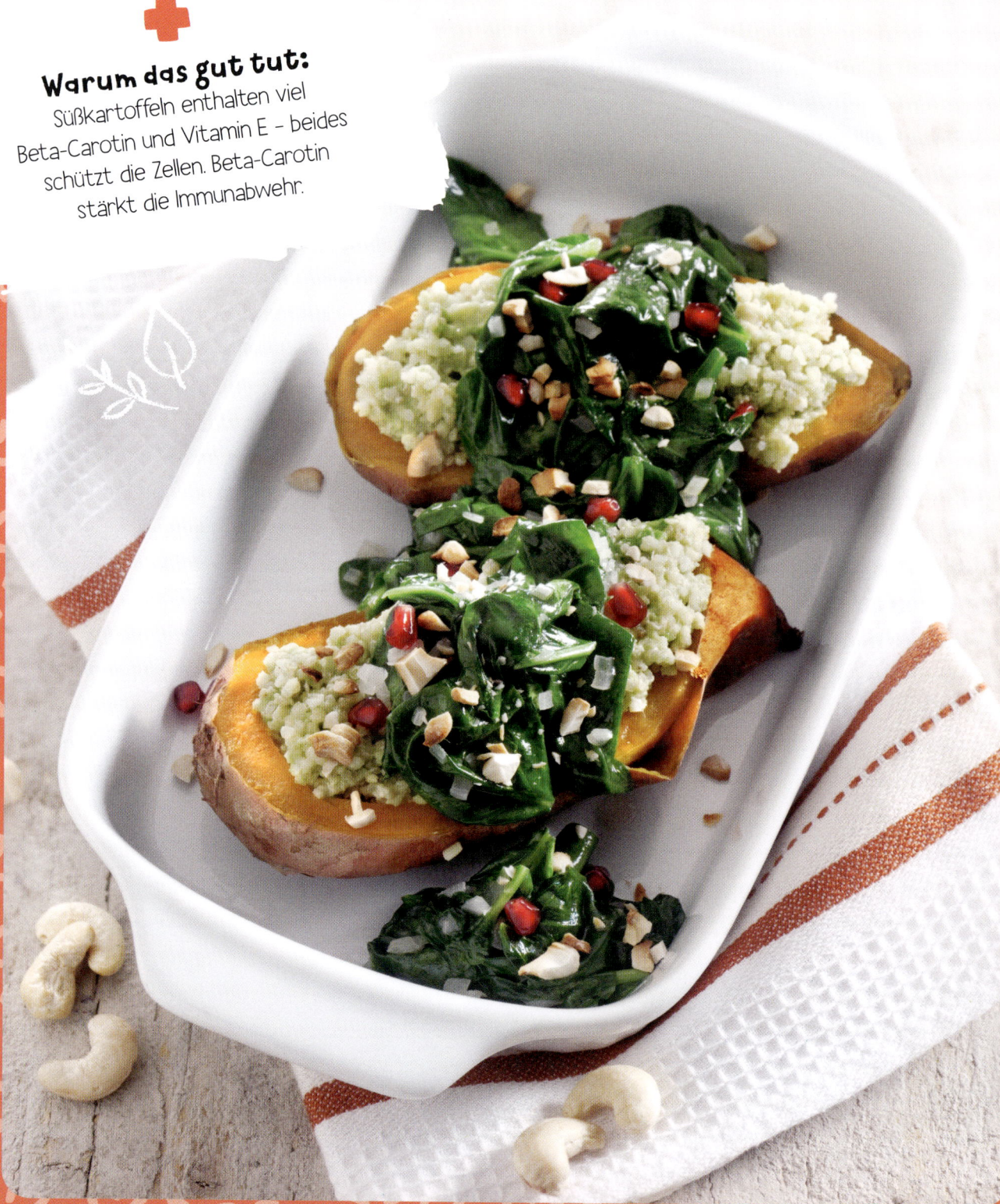

**Warum das gut tut:**
Süßkartoffeln enthalten viel Beta-Carotin und Vitamin E – beides schützt die Zellen. Beta-Carotin stärkt die Immunabwehr.

# Gefüllte Süßkartoffeln

## mit Quinoa

2 Portionen • Zubereitungszeit: ca. 1 std 10 min

**1** Backofen auf 180 °C vorheizen. Süßkartoffeln gründlich waschen und trocken reiben, dann in Alufolie wickeln, auf ein Backblech legen und im Ofen auf der mittleren Schiene 60 Minuten backen.

**2** In der Zwischenzeit Quinoa in einem Sieb unter fließendem Wasser so lange spülen, bis das Wasser klar bleibt. In einem Topf 150 ml Wasser zum Kochen bringen, Quinoa und etwas Salz zugeben, einmal aufkochen lassen, dann auf kleine Hitze reduzieren. Zugedeckt etwa 15 Minuten garen lassen.

**3** Schalotte schälen und fein hacken. Spinat waschen, trocken schütteln, putzen und klein hacken. Cashewkerne fein hacken. Avocado schälen, den Kern entfernen und das Fruchtfleisch würfeln.

**4** Öl in einer Pfanne erhitzen, Schalotten darin glasig anbraten, Spinat zugeben und anschwitzen, bis er etwas zusammenfällt. Mit Salz und Pfeffer abschmecken und etwas Muskatnuss darüberreiben.

**5** Süßkartoffeln aus dem Ofen nehmen, halbieren und das Innere auslöffeln. In eine Schale geben, Avocado und Quinoa zufügen und alles mit einer Gabel zu einer glatten Masse vermengen. Mit Salz und Pfeffer abschmecken.

**6** Die Masse in die Süßkartoffeln füllen, Spinat und Granatapfelkerne darübergeben und mit Cashews bestreut servieren.

### Zutaten

2 Süßkartoffeln
50 g Quinoa
Salz
1 Schalotte
200 g frischer Spinat
3 El Cashewkerne
1 weiche Avocado
2 El Olivenöl
Pfeffer
Muskatnuss
3 Tl Granatapfelkerne

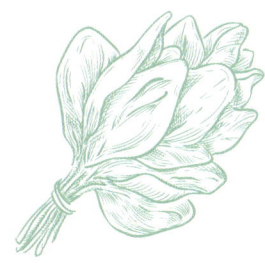

**Pro Portion**

 ca. 910 kcal/3810 kJ
19 g E, 31 g F, 133 g KH

# Lachs im Päckchen

## mit Spinat und Orange

4 Portionen • Zubereitungszeit: ca. 20 min, Backzeit ca. 20 min

## Zutaten

4 Lachsfilets (je ca. 150 g)
1 unbehandelte Orange
1 Knolle Fenchel
200 g Baby-Blattspinat
4 El Olivenöl
Salz
Pfeffer
Saft von ½ Zitrone

**1** Den Backofen auf 180 °C vorheizen. Die Lachsfilets waschen und trocknen. Die Orange heiß abspülen und etwas Schale abreiben. Die Orange schälen und die Filets zwischen den Häutchen herausschneiden. Den Fenchel waschen und das Grün abschneiden. Fenchelgrün klein hacken und beiseitelegen. Die Knolle halbieren, putzen und in dünne Scheiben schneiden oder hobeln. Den Spinat putzen, waschen, verlesen und trocken schütteln.

**2** Vier große Rechtecke (ca. 38 x 48 cm) aus Backpapier zuschneiden und mit je 1 Esslöffel Olivenöl bepinseln. Den Spinat in der Mitte verteilen und das Lachsfilet mit der Hautseite nach unten darauflegen. Mit dem Fenchel und den Orangenscheiben belegen. Mit dem Fenchelgrün und etwas abgeriebener Orangenschale bestreuen und mit Salz und Pfeffer würzen. Mit dem Zitronensaft beträufeln.

**3** Die Päckchen gut verschließen. Dazu die Längsseiten mittig zusammenschlagen, die Ränder ineinanderfalten und mehrere Male umknicken. Dann die schmalen Seiten einige Male umknicken. Mit Küchengarn fixieren.

**4** Die Fischpäckchen auf das Backblech legen und im Backofen auf der mittleren Schiene ca. 20 Minuten backen. Herausnehmen und sofort servieren. Dazu passt Naturreis.

**Pro Portion**
ca. 402 kcal/1683 kJ
33 g E, 27 g F, 6 g KH

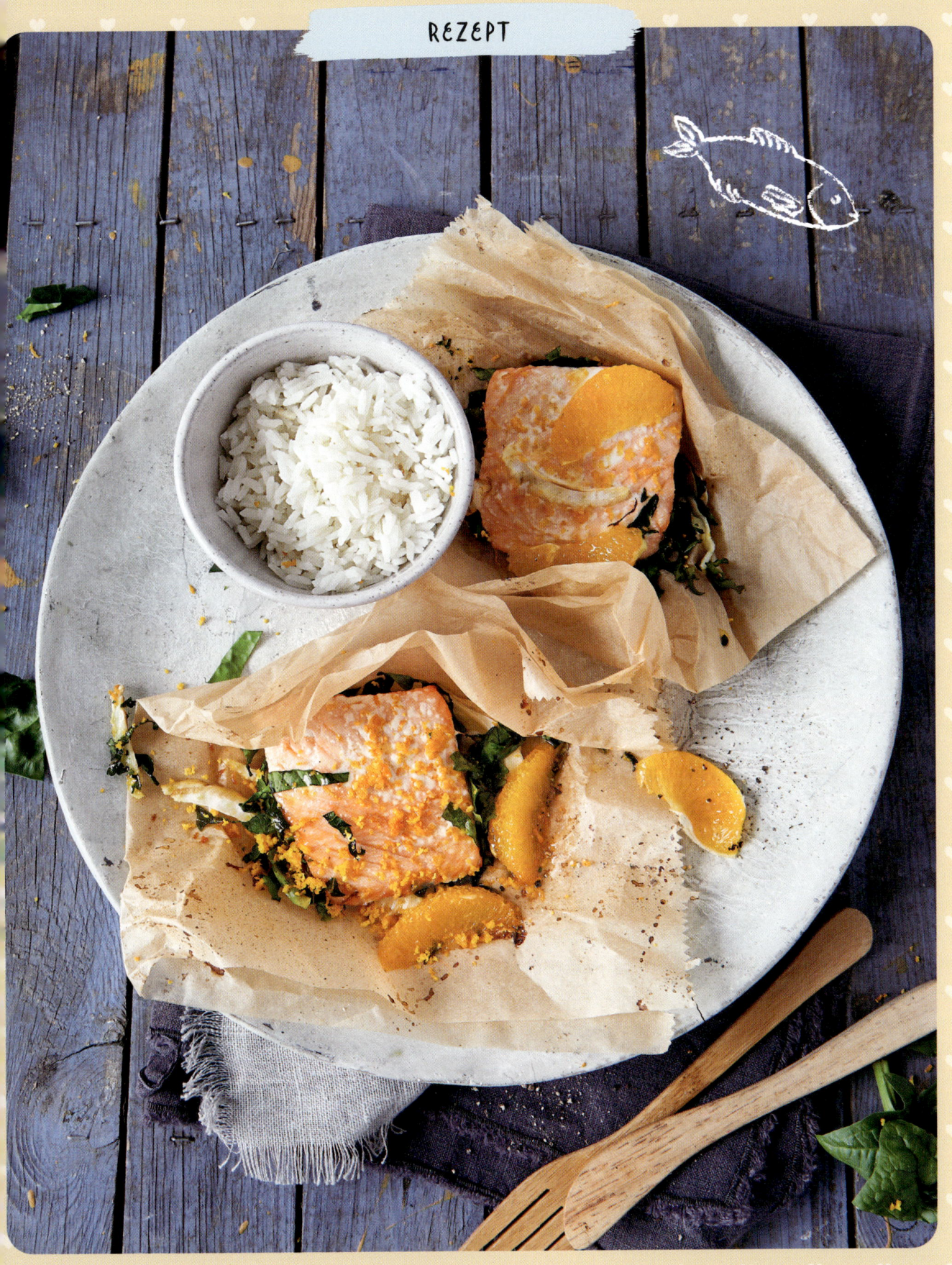

# Thai-Curry
## mit Schweinefilet

4–6 Portionen • Zubereitungszeit: ca. 40 min

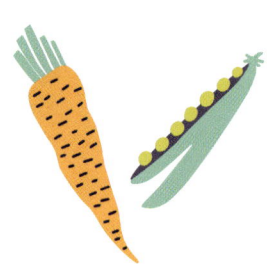

## Zutaten

400 g festkochende
    Kartoffeln
1 Möhre
100 g Zuckerschoten
1 Stange Zitronengras
1 Zwiebel
1 walnussgroßes Stück
    Ingwer
150 g kleine Brokkoliröschen
Salz
500 g Schweinefilet
2 El Mehl
2 El Erdnussöl
1–2 Tl gelbe Currypaste
    (nach Geschmack)
400 ml Kokosmilch
200 ml Gemüsebrühe
2 El Fischsauce
1–2 El Sojasauce
1 Spritzer Limettensaft

Außerdem
Koriandergrün zum
    Bestreuen

**1** Die Kartoffeln schälen und klein würfeln. Die Möhre putzen, schälen und ebenfalls klein würfeln. Die Zuckerschoten waschen, putzen und halbieren. Das Zitronengras waschen und den weißen Teil in grobe Ringe schneiden. Zwiebel und Ingwer schälen und grob zerteilen. Mit dem Zitronengras in einen hohen Behälter geben und mit etwa 2 Esslöffeln Wasser pürieren. Brokkoliröschen abspülen.

**2** Brokkoli und Zuckerschoten in etwas kochendem Salzwasser etwa 4 Minuten garen. Dann in ein Sieb abgießen, abschrecken und abtropfen lassen.

**3** Das Schweinefilet mit Küchenpapier trocken tupfen, in dünne Scheiben schneiden und gleichmäßig mit Mehl bestäuben.

**4** Das Erdnussöl in einer hohen Pfanne erhitzen und darin die Zwiebel-Ingwer-Mischung etwa 4 Minuten sanft andünsten. Die Currypaste hinzugeben und etwa 2 Minuten anbraten. Das Fleisch hinzugeben und etwa 7 Minuten braten. Kartoffeln und Möhren unterrühren. Die Kokosmilch und die Gemüsebrühe hinzugießen, alles etwa 10 Minuten bei offenem Deckel garen, bis die Kartoffeln weich sind. Brokkoli und Zuckerschoten unterrühren und in der Mischung erhitzen.

**5** Das Thai-Curry mit Fisch- und Sojasauce sowie Limettensaft pikant abschmecken und mit Korianderblättchen bestreut servieren. Dazu passt Basmatireis.

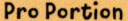

**Pro Portion**
ca. 447 kcal/1871 kJ
29 g E, 25 g F, 26 g KH

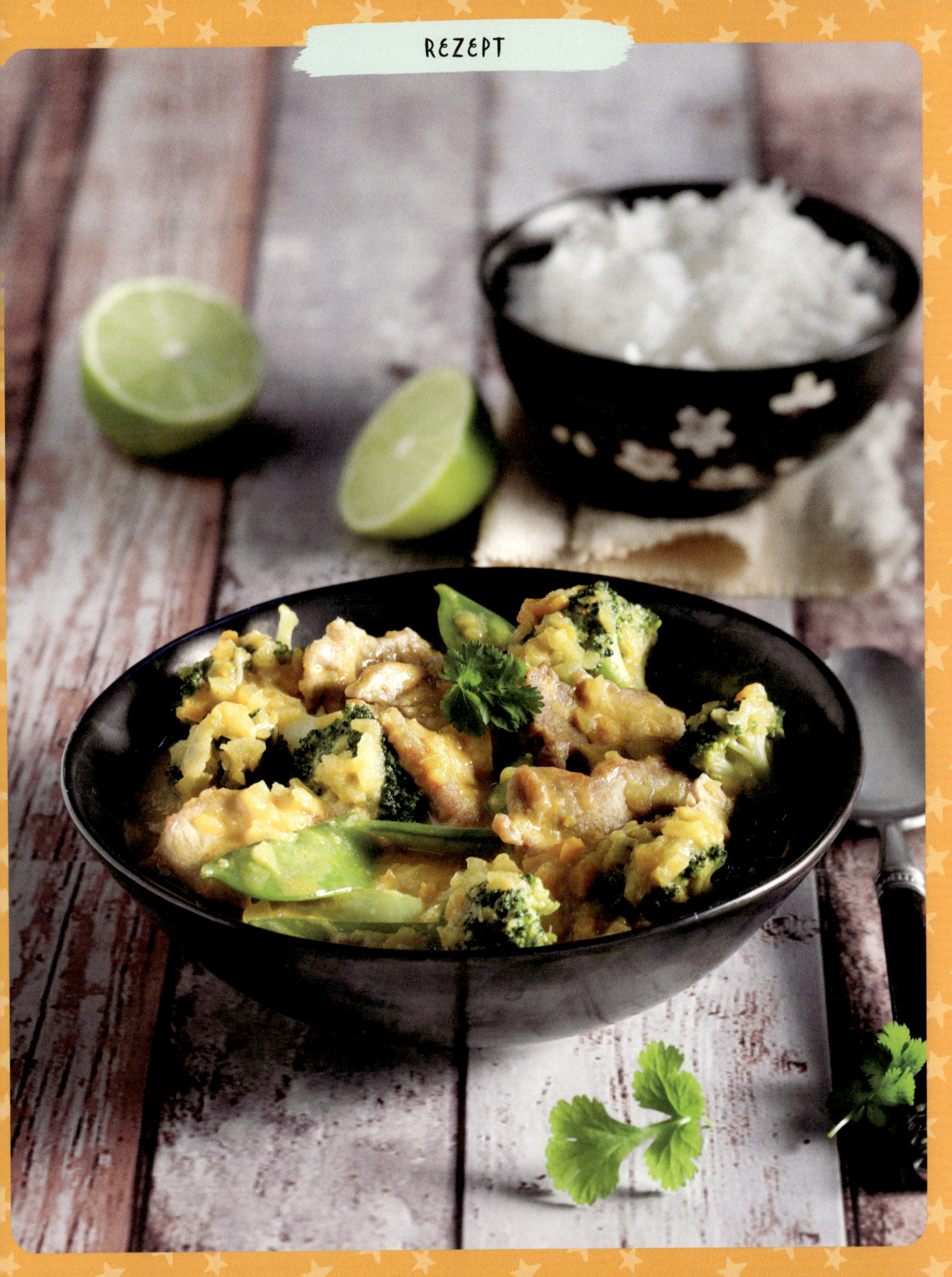

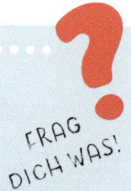

# Und was hat es mit den Spurenelementen auf sich?

Wie der Name schon ahnen lässt, sind Spurenelemente Nährstoffe, die wir Menschen nur in sehr kleinen Mengen benötigen. Für das Funktionieren des Körpers sind sie aber trotzdem wichtig, auch in Sachen Immunabwehr.

### Selen

Selen sorgt dafür, dass deine Abwehrkräfte gut aufgestellt sind, und kann nur über die Nahrung aufgenommen werden. Es steckt in Fisch, Fleisch, Getreideprodukten und Sesam.

### Zink

Wenn es dir an Zink mangelt, merkst du das unter Umständen daran, dass du häufiger mit Infekten zu kämpfen hast oder dass deine Haut anfälliger für Entzündungen ist. Zink beschleunigt die Zellteilung und sorgt dafür, dass anfällige Zellen schneller ausgetauscht werden. Mein liebstes Mittel gegen Zinkmangel ist ein leckeres Vollkornbrot mit Hartkäse, mein Mann steht eher auf Linsensuppe. Auch mit Sonnenblumenkernen und Mohnsamen kannst du deinen Zinkhaushalt aufpeppen.

### Flavonoide

Flavonoide sind zwar keine Spurenelemente, sondern sekundäre Pflanzenstoffe, die den Pflanzen als Abwehrstoffe gegen Fressfeinde oder einen mikrobiellen Angriff dienen und als Wachstumsregulatoren genutzt werden. Flavonoide gefallen mir besonders gut, denn sie befinden sich unter anderem in grünem Tee und Zwiebeln – was nicht weiter aufregend ist – und in Schokolade und Rotwein. Wenn das keine gute Nachricht ist! Aber es ist wie immer im Leben: Übertreiben sollte man es nicht. Aber in Maßen genossen, haben sie eine positive Wirkung auf unsere Immunreaktionen. Vermutlich komme ich darum immer so gesund durch den Advent und die Weihnachtszeit ...

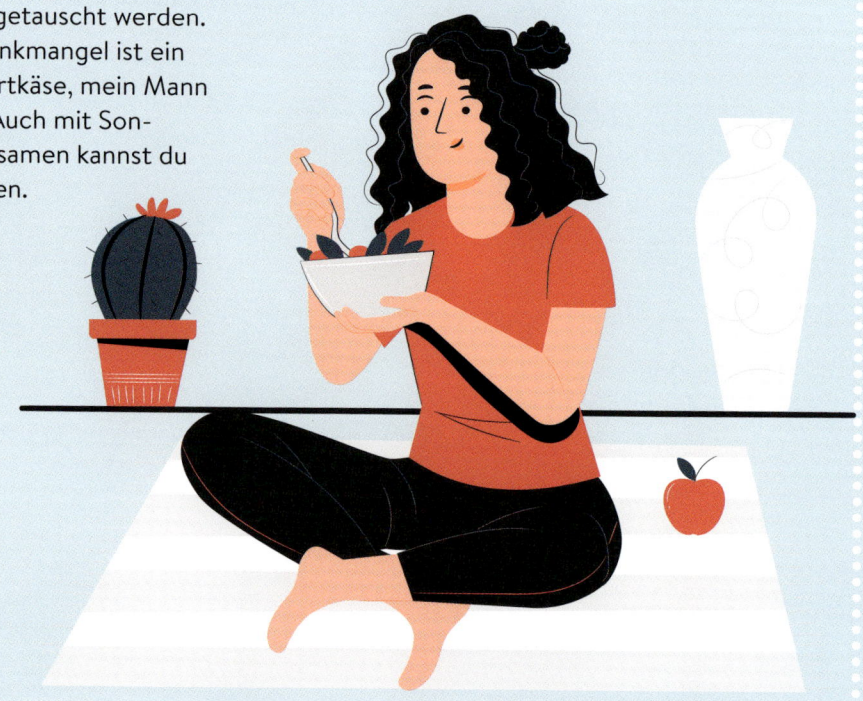

## Proteine vor!

Klar, Vitamine und sekundäre Pflanzenstoffe sind wichtig, aber allein damit ist das Immunsystem nicht ausreichend versorgt. Neben den Vital- und Mineralstoffen aus Obst und Gemüse braucht das Immunsystem dringend Eiweiße, also Proteine, um Abwehrstoffe zu produzieren, bei einem grippalen Infekt sogar 30–40% mehr. Mmh, lecker, Fleisch, denkst du vielleicht jetzt. Und liegst damit nicht falsch, denn mageres Fleisch ist durchaus ein guter Eiweißlieferant. Aber es gibt auch proteinreiche Lebensmittel, die die Umwelt deutlich weniger belasten.

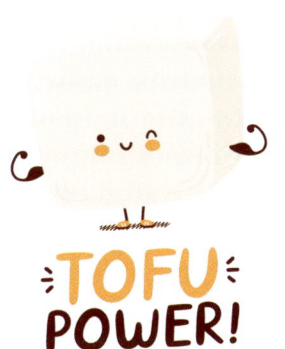

Zum Beispiel Hülsenfrüchte. Bei uns steht in der Erkältungszeit eigentlich regelmäßig ein Eintopf mit Linsen, Bohnen und Co. auf dem Programm. Mein Tipp: In der orientalischen Küche gibt es ein paar Varianten, denen so gar nichts vom leicht dumpfen Geschmack des altfränkischen Linseneinerlei anhaftet. Und Hummus mit Grillgemüse gehört inzwischen längst zu unserem Comfortfood-Repertoire. Außerdem habe ich angefangen, zugegebenermaßen mal mit mehr, mal mit weniger Erfolg, mit Tofu zu experimentieren. Wir haben zwar alle eine Weile gebraucht, uns damit anzufreunden, aber gerade in asiatisch angehauchten Speisen schmeckt er uns inzwischen richtig gut. Ebenfalls ein prima Eiweißlieferant ist Parmesan, der sich im Kühlschrank eine ganze Weile hält. Obwohl – der Parmesan wird bei uns nie alt. Parmesan hat in den Augen meiner Kinder nämlich eine große Gemeinsamkeit mit Ketchup: Er passt zu fast allem!

## Trinken nicht vergessen

Das Immunsystem lebt nicht von fester Nahrung allein. Reichlich trinken solltet ihr auch, denn mit der Flüssigkeit – am besten Wasser – werden die Nährstoffe dorthin befördert, wo sie benötigt werden. Und Wasser hält die Schleimhäute feucht, und die bilden auf diese Art einen ersten Schutzfilm gegen das Eindringen von Keimen. Gut befeuchten kann man die Schleimhäute übrigens auch durch Gurgeln, z. B. mit desinfizierendem Ingwertee – falls man ihn nicht lieber trinken möchte.

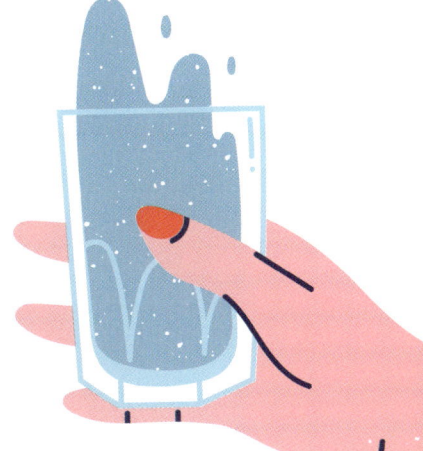

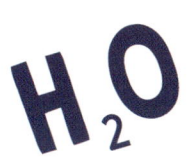

# Farbenfroh

## essen

Es sind übrigens auch die sekundären Pflanzenstoffe, die dafür sorgen, dass Brokkoli grün, Kirschen rot und Möhren orange sind. Außerdem verleihen sie Pflanzen und Früchten ihren Duft und Geschmack. Für eine sinnvolle Versorgung mit sekundären Pflanzenstoffen musst du dich gar nicht im Detail mit den rund 100.000 Stoffen auskennen. Wenn du einfach nur so farbenfroh wie möglich isst und das natürlich am besten saisonal und regional, kannst du davon ausgehen, bestens mit allem Guten versorgt zu sein, was die sekundären Pflanzenstoffe so zu bieten haben. Der Pflanzenstoff Lycopin gehört zu den Carotinoiden und färbt Erdbeeren und Radieschen, Kirschen, rote Johannisbeeren, Wassermelonen, Tomaten, Himbeeren und Paprika rot. Er schützt unsere Zellen, ist gesund für die Augen und bietet einen natürlichen Sonnenschutz. Was meinen Kindern so gut an Lycopin gefällt, ist, dass es bei Tomaten in gekochtem und püriertem Zustand besonders gut verwertet werden kann. Ketchup ist also eine fantastische Lycopinquelle.

In **weißem** Gemüse wie Spargel, Kohlrabi, Weißkraut, Zwiebel, Knoblauch, Fenchel, Blumenkohl, Lauch, Schwarzwurzeln und Pastinaken ist unter anderem der zu den Flavonoiden zählende sekundäre Pflanzenstoff Quercetin enthalten. Wissenschaftliche Erkenntnisse weisen darauf hin, dass er den Blutdruck senkt und Herz-Kreislauf-Erkrankungen vorbeugt. Die insbesondere in Zwiebelgewächsen enthaltenen Aromastoffe wirken unter anderem antioxidativ, antibakteriell und entzündungshemmend und senken den Cholesterinspiegel.

**Blaues, violettes** oder **schwarzes** Obst und Gemüse – z. B. Lollo rosso, Rotkohl, Heidelbeeren, schwarze Johannisbeeren, Auberginen, Pflaumen, rote Trauben und rote Bete – verdankt seine Färbung den Anthocyanen. Diese sekundären Pflanzenstoffe gehören ebenfalls

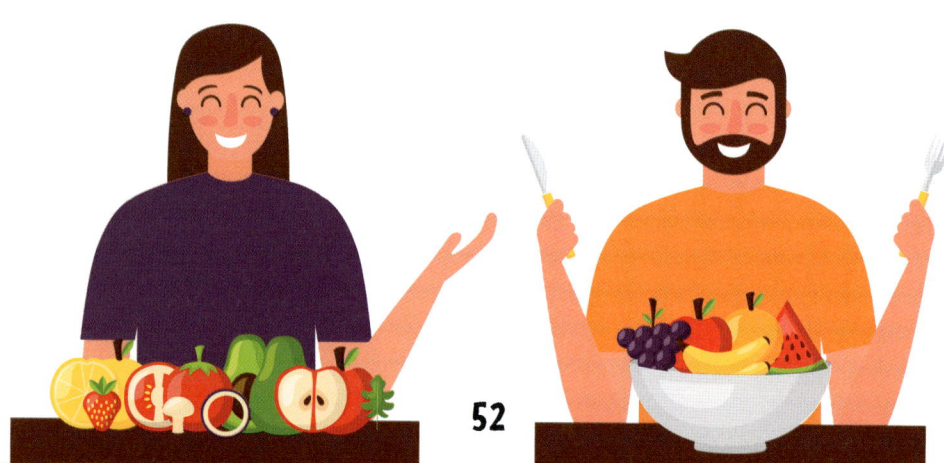

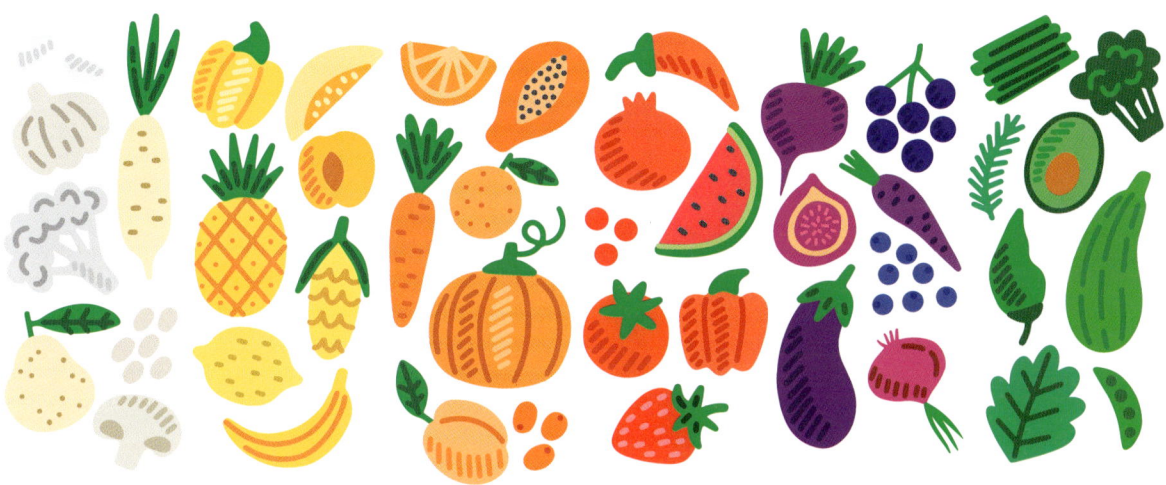

zu den Flavonoiden und schützen vor Hautalterung, tun den Augen gut und gelten als entzündungshemmend und gefäßschützend. Auberginen enthalten sehr viel Kaffeesäure, deren antioxidative und antimikrobielle Wirkung das Wachstum von Mikroorganismen wie Bakterien hemmt. Die Bitterstoffe im Lollo rosso wirken anregend auf Leber und Gallenfluss und unterstützen damit die Verdauung.

Ist das **Grün** von Gemüsen und Früchten wie Spinat, grünem Spargel, Salat, Erbsen, Zucchini, Brokkoli, Mangold, Äpfeln und Trauen sowie Kohl und Feldsalat besonders satt, sind sie besonders reich an Inhaltsstoffen. Ihre Farbe verdanken sie sekundären Pflanzenstoffs Chlorophyll, der eine wichtige Rolle beim Zellaufbau spielt, die Wundheilung unterstützt und die Augen schützt. Außerdem ist grünes Gemüse reich an Vitamin C, Eisen, Magnesium und Folsäure, und der hohe Anteil an Senfölen, sogenannten Glukosinolaten, macht Kohlgemüse und Brokkoli dank der antimikrobiellen und keimhemmenden Wirkung zu einem guten Verbündeten für unser Immunsystem.

**Gelb** und **Orange** gehören ja zu meinen Lieblingsfarben auf dem Teller: Ich esse für mein Leben gern Karotten, gelbe Zucchini und Paprika, Kürbis und Kartoffeln, und gegen Zitrusfrüchte, satt-gelbe Birnen und Pfirsiche habe ich auch überhaupt nichts einzuwenden. Die sonnige Farbe dieser Vitaminlieferanten verdankt sich den darin enthaltenen Carotinoiden, die das Immunsystem anregen und der Hautalterung vorbeugen. Herz, was willst du mehr. Übrigens, die weißen Zwischenhäutchen der Zitrusfrüchte solltest du lieber essen als abzuzupfen, denn sie sind extrem nähr- und ballaststoffreich.

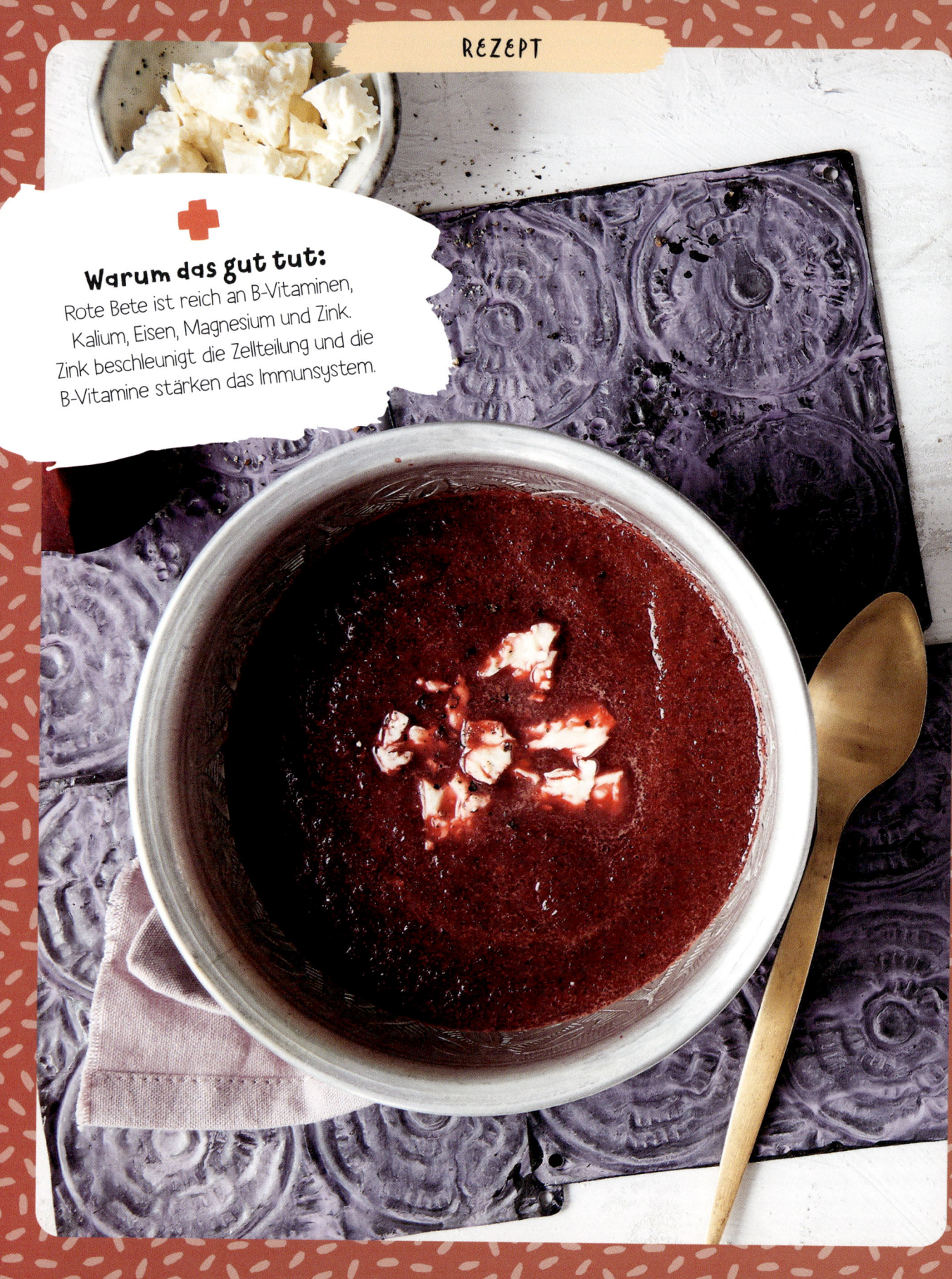

**Warum das gut tut:**
Rote Bete ist reich an B-Vitaminen,
Kalium, Eisen, Magnesium und Zink.
Zink beschleunigt die Zellteilung und die
B-Vitamine stärken das Immunsystem.

# Rote-Bete-Suppe
## mit Feta

3 Portionen • Zubereitungszeit: ca. 30 min

**1** Die Roten Beten schälen und klein würfeln (am besten Küchenhandschuhe verwenden, da sie abfärben). Die Zwiebel schälen und fein hacken.

**2** Das Öl in einem großen Topf erhitzen, Zwiebel glasig anschwitzen. Rote Beten zugeben und mit Gemüsebrühe aufgießen. Bei mittlerer Hitze ca. 20 Minuten kochen, bis die Roten Beten weich sind. Mit Kümmel, Salz und Pfeffer würzen.

**3** Die Suppe mit einem Stabmixer fein pürieren. Nochmals abschmecken. In Schalen verteilen. Den Schafskäse zerbröckeln und über die Suppe streuen.

## Zutaten

2 große Knollen Rote Bete
  (ca. 600 g)
1 Zwiebel
2 El Rapsöl
700 ml Gemüsebrühe
½ Tl gemahlener Kümmel
Salz
Pfeffer
150 g Schafskäse
  (max. 45 % Fett i. Tr.)

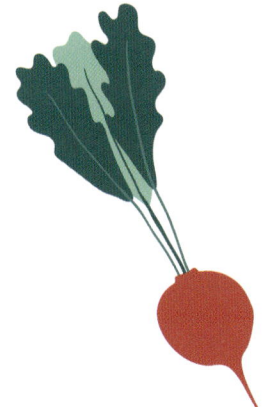

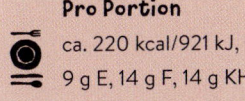

**Pro Portion**
ca. 220 kcal/921 kJ,
9 g E, 14 g F, 14 g KH

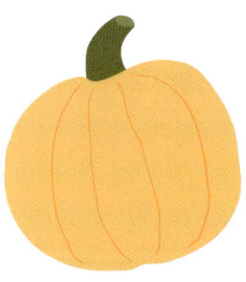

# Kürbissuppe
## mit Orangen-Curry und Lachsspießen

4 Portionen • Zubereitungszeit: ca. 15 min, Garzeit ca. 25 min

## Zutaten

**Für die Suppe**
500 g Butternut- oder
    Hokkaido-Kürbis
2 mittelgroße Möhren
1 große Kartoffel
1 mittelgroße Zwiebel
1 Knoblauchzehe
1 haselnussgroßes
    Stück Ingwer
2 El Sonnenblumenöl
1 El Curry
100 ml Orangensaft
700 ml Gemüsebrühe
Salz
Pfeffer
½ Bund Koriander
100 ml Sahne

**Für die Lachsspieße**
200 g Lachsfilet
2 Prisen Pfeffer
2 Prisen Chilisalz
1 Tl Zitronensaft
25 g Butter

**1** Butternut-Kürbis schälen, halbieren und entkernen. Den Hokkaido nur halbieren und entkernen, da man die Schale mitessen kann.

**2** Bei beiden Sorten die Stielansätze entfernen und das Fleisch grob würfeln. Möhren und Kartoffel schälen und grob würfeln.

**3** Zwiebel, Knoblauch und Ingwer schälen und fein würfeln. In Öl 5 Minuten andünsten. Currypulver hinzufügen, 3 Minuten mitrösten und mit Orangensaft ablöschen. Kürbis, Möhren und Kartoffel hinzufügen, mit Gemüsebrühe aufgießen, salzen und pfeffern und alles 25 Minuten köcheln lassen.

**4** In der Zwischenzeit den Lachs in 3 x 3 Zentimeter große Würfel schneiden, pfeffern, salzen und mit Zitronensaft beträufeln. Das Koriandergrün hacken.

**5** Wenn das Gemüse schön weich ist, die Sahne zur Suppe hinzufügen. Die Suppe mit einem Stabmixer pürieren und mit Salz und Pfeffer abschmecken.

**6** Die Lachswürfel in der Butter von allen Seiten insgesamt 4 Minuten anbräunen. Sie sollten nicht durchgebraten werden. Wer den Fisch lieber durchgart, brät ihn noch einige Minuten weiter. Die Lachswürfel anschließend auf Spieße stecken und warm halten.

**7** Die Kürbissuppe in Schalen servieren, mit Koriandergrün bestreuen und die Spieße quer über die Schüsseln legen.

**Pro Portion**
ca. 396 kcal/1658 kJ
15 g E, 27 g F, 23 g KH

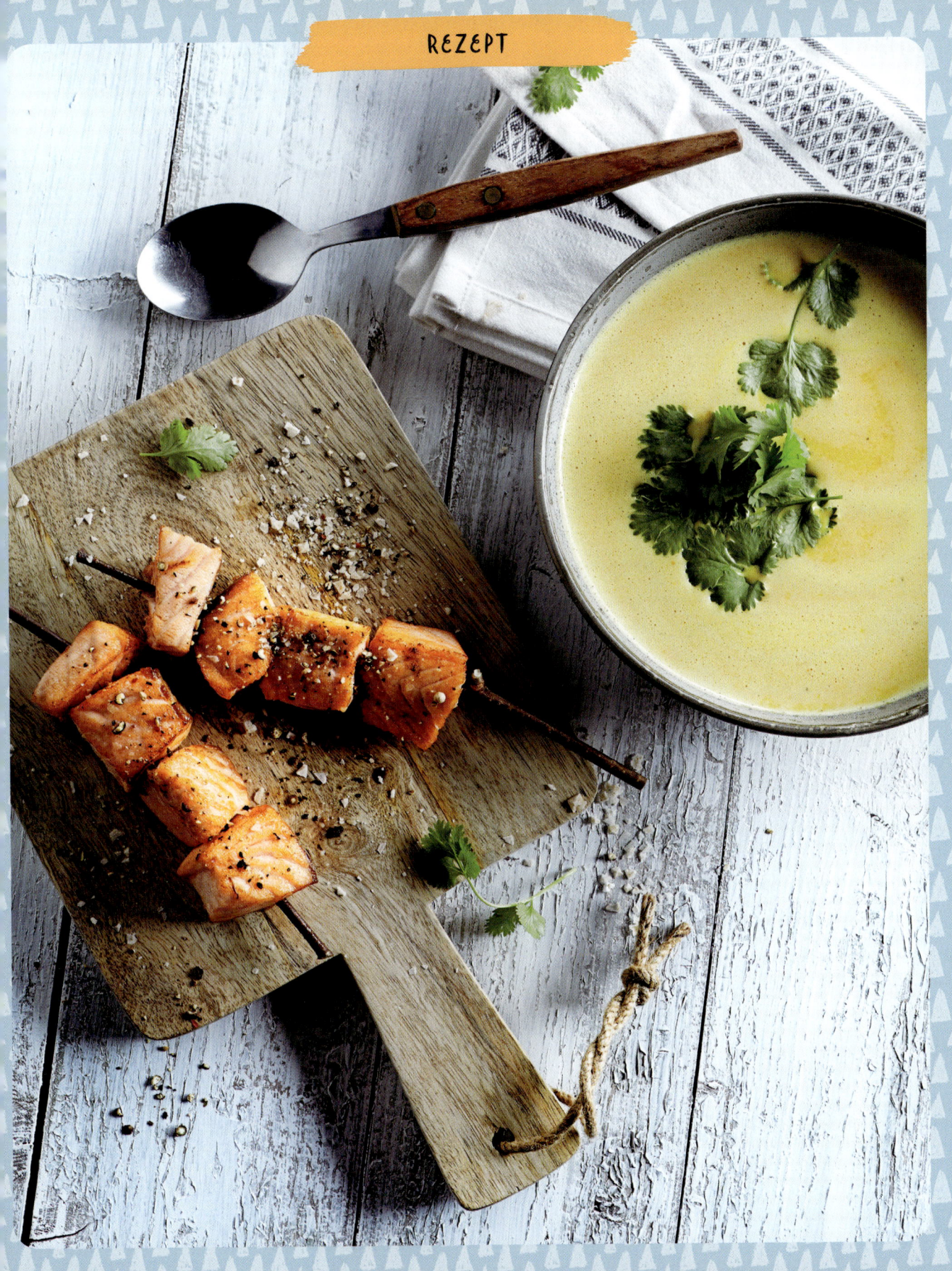

# kürbisgnocchi
## mit Kürbiskern-Schwarzwurzel-Gemüse

4 Portionen • Zubereitungszeit: ca. 50 min, Ruhezeit ca. 30 min

## Zutaten

500 g geputzter und
    gewürfelter Kürbis
350 g Weichweizengrieß
150 g Weizenmehl
    (Type 405) zzgl.
    etwas zum Bestäuben
3 Eigelb
1 kg Schwarzwurzeln
2 El frisch gepresster
    Zitronensaft
1 Zwiebel
1 El Kürbiskerne
30 g Butter
200 ml Gemüsebrühe
5 Salbeiblätter
50 g geriebener Parmesan
Salz
Pfeffer

**1** Den Backofen auf 150 °C vorheizen. Den Kürbis in kochendem Salzwasser bissfest garen. In einem Sieb gut abtropfen lassen. Die Kürbiswürfel auf ein mit Backpapier ausgelegtes Backblech verteilen und im Ofen 10 Min. ausdämpfen lassen.

**2** Den Grieß mit dem Mehl und ½ Tl Salz vermischen. Den Kürbis aus dem Ofen nehmen und durch eine Kartoffelpresse drücken. Mit den Eigelben zum Mehl geben und alles zu einem glatten Teig verarbeiten. Etwa 30 Min. ruhen lassen.

**3** Die Schwarzwurzeln unter fließendem Wasser gründlich waschen und schälen. Schräg in 3–4 cm lange Stücke schneiden und in 1 ½ l kaltes Zitronenwasser legen.

**4** Die Zwiebel schälen, halbieren und in dünne Streifen schneiden. Die Kürbiskerne grob hacken und in einer Pfanne ohne Fett anrösten. Die Hälfte der Butter in einer Pfanne schmelzen. Die Zwiebelstreifen darin andünsten. Die Schwarzwurzeln zugeben und anbraten. Mit der Gemüsebrühe ablöschen und köcheln lassen, bis sie noch leichten Biss haben. Die Kürbiskerne untermengen und mit Salz und Pfeffer würzen.

**5** Den Gnocchiteig auf einer bemehlten Arbeitsfläche in 3 Teile teilen. Jeden Teil zu einer Rolle mit etwa 1 ½ cm Ø formen und 2 cm lange Stücke abschneiden. Die Gnocchi in siedendem Salzwasser köcheln lassen, bis sie an der Oberfläche schwimmen. Den Herd ausschalten und sie noch 5 Minuten ziehen lassen. In einem Sieb abtropfen lassen. Die übrige Butter in einer Pfanne erhitzen und die Gnocchi mit dem Salbei darin anbraten. Das Schwarzwurzelgemüse unter die Gnocchi heben und alles gut durchschwenken. Mit Parmesan bestreut servieren.

**Pro Portion**
ca. 670 kcal/2805 kJ,
25 g E, 18 g F, 96 g KH

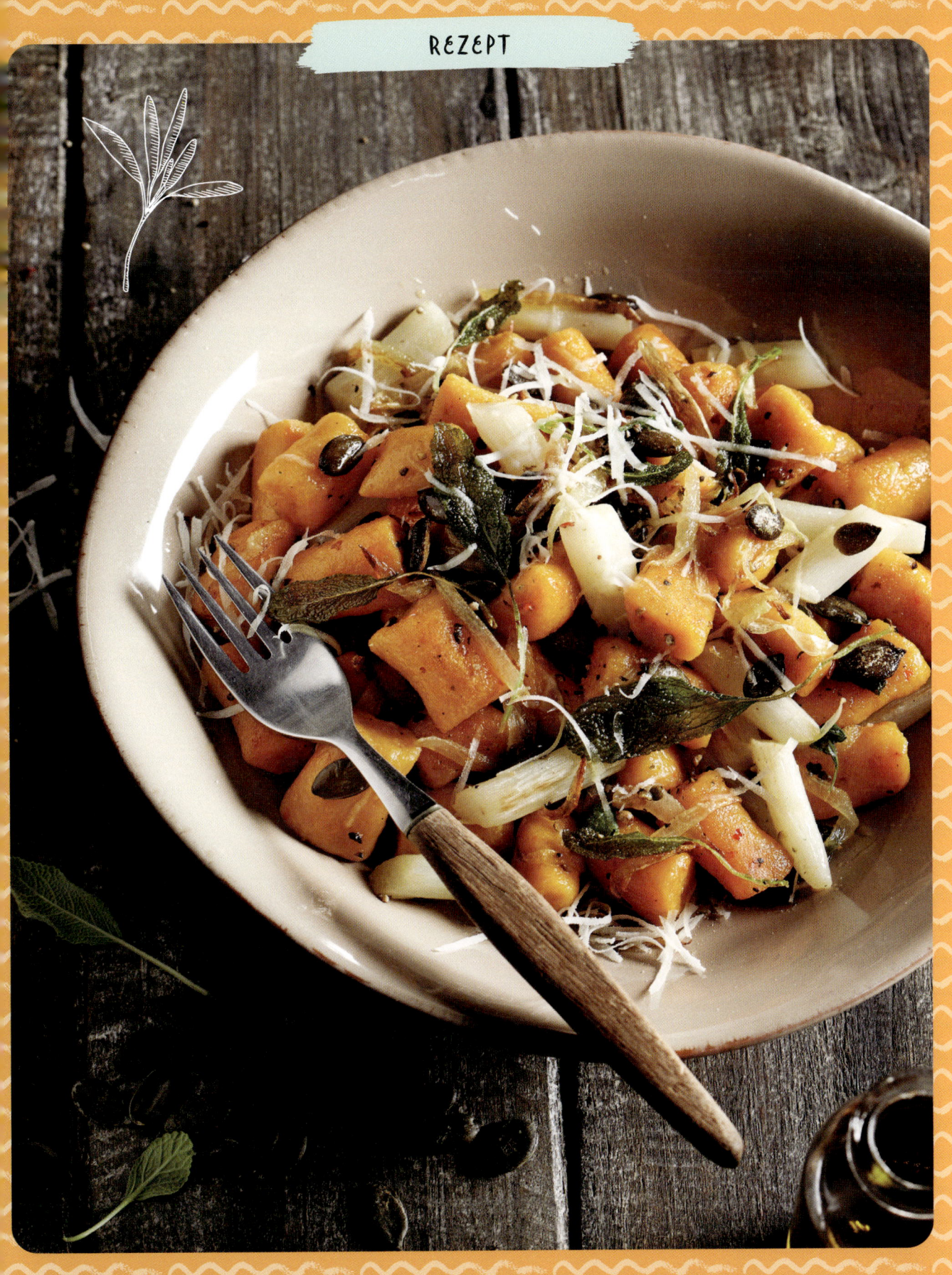

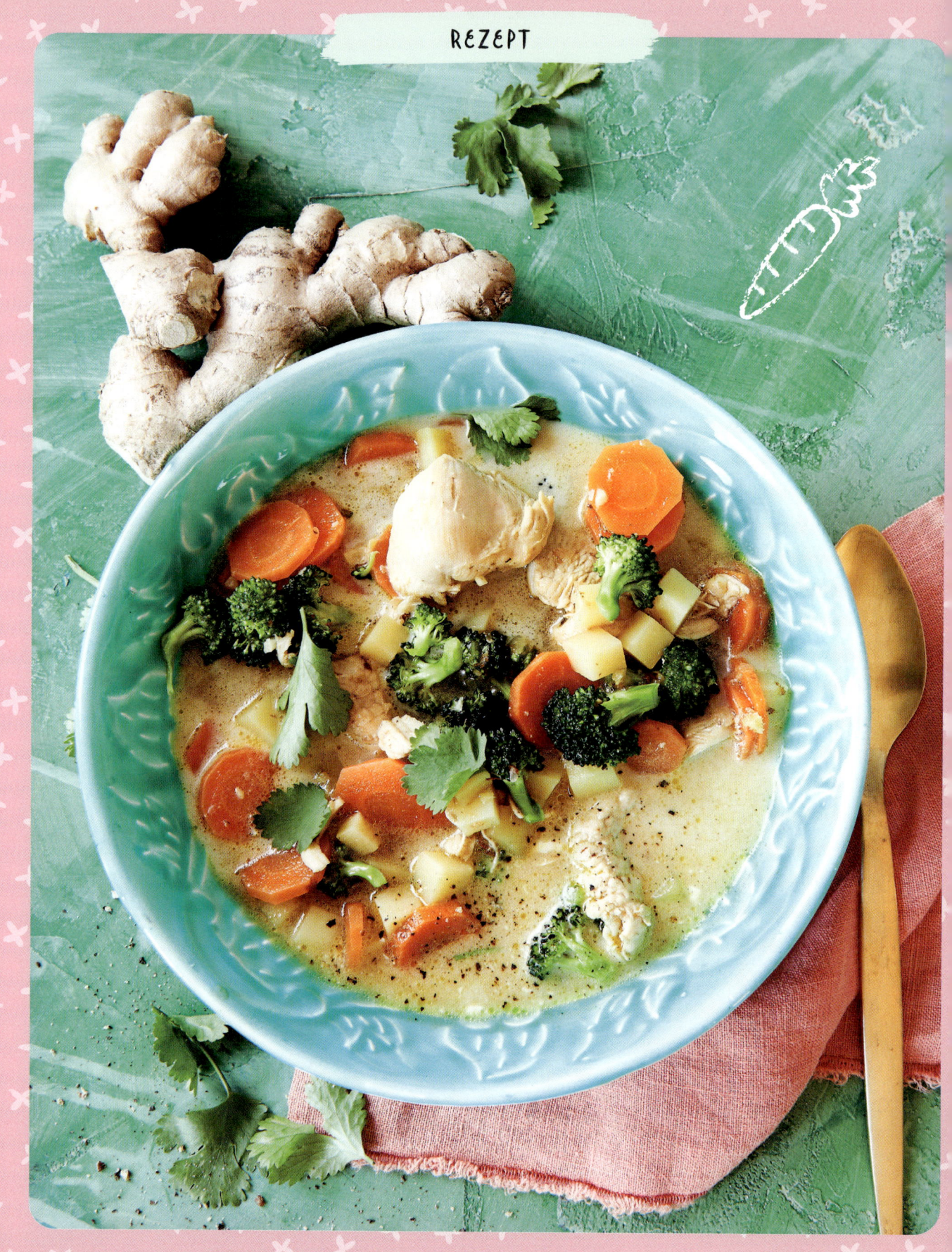

# Hühnchen-Curry
## mit Kartoffeln

4 Portionen • Zubereitungszeit: ca. 30 min

**1** Den Ingwer und die Zwiebel schälen und fein hacken. Die Möhren schälen und in dünne Scheiben schneiden. Die Kartoffeln schälen und klein würfeln. Den Brokkoli waschen, putzen und in Röschen teilen, den Stiel schälen und würfeln. Das Hühnchen in kleine Stücke schneiden.

**2** In einem großen Topf das Öl erhitzen. Ingwer und Zwiebel glasig anschwitzen. Das Fleisch zugeben und rundherum anbraten. Das Currypulver darüberstreuen. Kartoffeln und Möhren hinzufügen und kurz anbraten. Mit Gemüsebrühe aufgießen. Aufkochen und bei mittlerer Hitze 15 Minuten köcheln lassen, salzen und pfeffern.

**3** Die saure Sahne und den Brokkoli zugeben und weitere 5 Minuten köcheln lassen. Das Curry nochmals abschmecken. Den Koriander waschen, trocken schütteln und fein hacken. Das Curry damit bestreuen und servieren.

## Zutaten

1 Stück Ingwer (2 cm lang)
1 Zwiebel
3 Möhren
500 g mehligkochende Kartoffeln
½ Brokkoli
500 g Hühnchenfilet
3 El Sesamöl
1 El Currypulver
600 ml Gemüsebrühe
Salz
Pfeffer
200 g saure Sahne
1 Bund Koriander

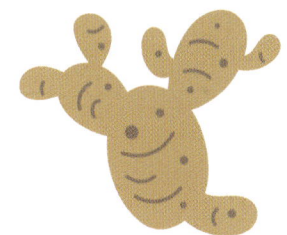

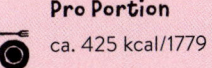

**Pro Portion**
ca. 425 kcal/1779 kJ
36 g E, 17 g F, 32 g KH

# Linguine
## mit Möhren-Pesto

4–6 Portionen • Zubereitungszeit: ca. 25 min, Garzeit ca. 10 min

### Zutaten

500 g Linguine
Salz
300 g Bundmöhren
1 Bund Dill
100 g Parmesan
4 El Olivenöl
abgeriebene Schale von
   1 unbehandelten Orange
50 g geröstete, gesalzene
   Cashewkerne
2–4 El saure Sahne
   (nach Belieben)
Saft von einer ½ Zitrone
Muskat
Pfeffer

**1** Die Linguine in reichlich kochendem Salzwasser nach Packungsanleitung bissfest garen. In der Zwischenzeit die Möhren putzen, schälen und raspeln. Den Dill waschen, trocken schütteln und die Blätter abzupfen. Einige zum Garnieren beiseitelegen, den Rest hacken. Den Parmesan fein reiben. Die Hälfte zum Servieren beiseitelegen, den Rest mit Möhren, Dill, Olivenöl, Orangenschale und Cashewkernen in den Mixer geben. Alles zu einem Pesto mixen, dazwischen das Gerät immer mal wieder ausschalten und die Masse nach unten zu den Schneidemessern schieben. So lange mixen, bis die Masse fein ist. Nach Belieben nun saure Sahne hinzugeben und das Pesto mit Zitronensaft, Salz, Muskat und Pfeffer abschmecken.

**2** Die Linguine abgießen und abtropfen lassen. Auf Teller verteilen, mit je 1 Portion Möhrenpesto mischen und mit dem restlichen Parmesan bestreuen. Mit dem beiseitegelegten Dill garniert servieren.

### TIPP

Bundmöhren sind meist etwas zarter als Speisemöhren und schmecken in aller Regel auch milder und süßlicher. Das mögen insbesondere Kinder sehr gerne! Wer keinen Dill mag, kann ihn auch durch andere Kräuter, wie zum Beispiel glatte Petersilie, ersetzen.

**Pro Portion**
ca. 593 kcal/2483 kJ
22 g E, 21 g F, 78 g KH

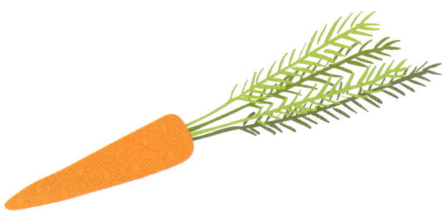

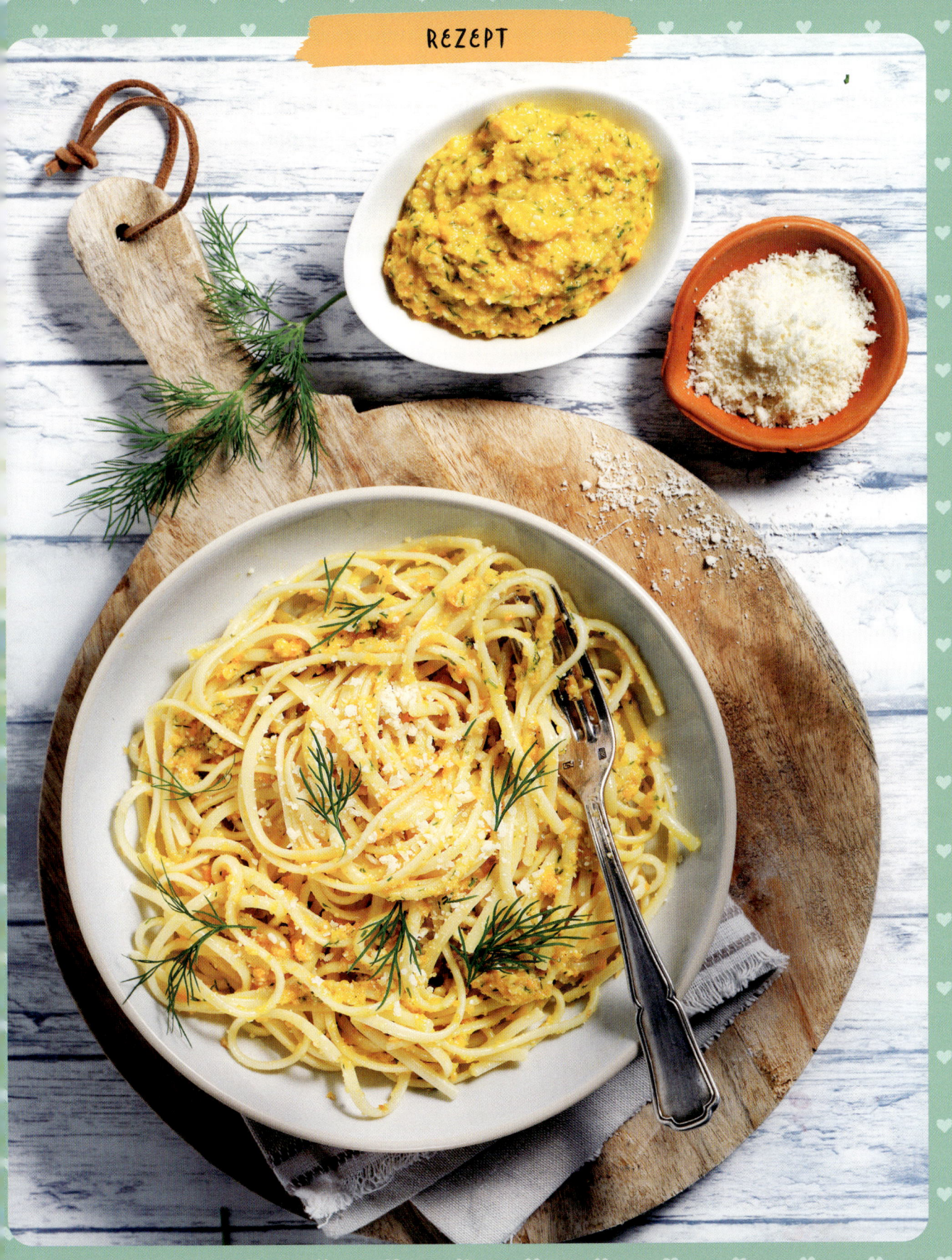

# Riesen-Fischstäbchen

## mit Selleriepüree und Ofenkürbis

4 Portionen • Zubereitungszeit: ca. 40 min

### Zutaten

1 Knollensellerie (600 g)
1 Hokkaido-Kürbis (800 g)
3 El Rapsöl
½ Tl getrockneter Thymian
Salz
Pfeffer
200 ml Sahne
100 ml Milch
4 Wildlachsfilets à 100 g
40 g Sesamsamen

**1** Den Backofen auf 220 °C Ober-/Unterhitze vorheizen. Den Sellerie schälen und in kleine Stücke schneiden. Den Kürbis waschen, halbieren, entkernen und in Spalten schneiden. Ein Backblech mit Backpapier auslegen. Den Kürbis darauf verteilen, mit 2 El Öl bestreichen, mit Thymian bestreuen, salzen, pfeffern und 20 Minuten auf der mittleren Schiene backen.

**2** Die Selleriestücke mit Sahne, Milch und ½ Tl Salz in einem Topf aufkochen und anschließend bei mittlerer Hitze 20–25 Minuten weich garen. Mit einem Mixstab fein cremig pürieren und mit Salz und Pfeffer abschmecken.

**3** Inzwischen den Fisch abspülen, trocken tupfen, auf einen Teller legen und mit dem Sesam ummanteln. Das restliche Rapsöl in einer beschichteten Pfanne erhitzen und bei mittlerer Hitze die Filets 3 Minuten pro Seite braten. Mit dem Selleriepüree und den Kürbisspalten servieren.

**Pro Portion**
ca. 520 kcal/2178 kJ
28 g E, 38 g F, 17 g KH

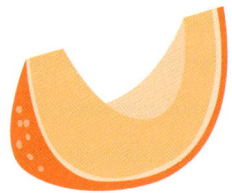

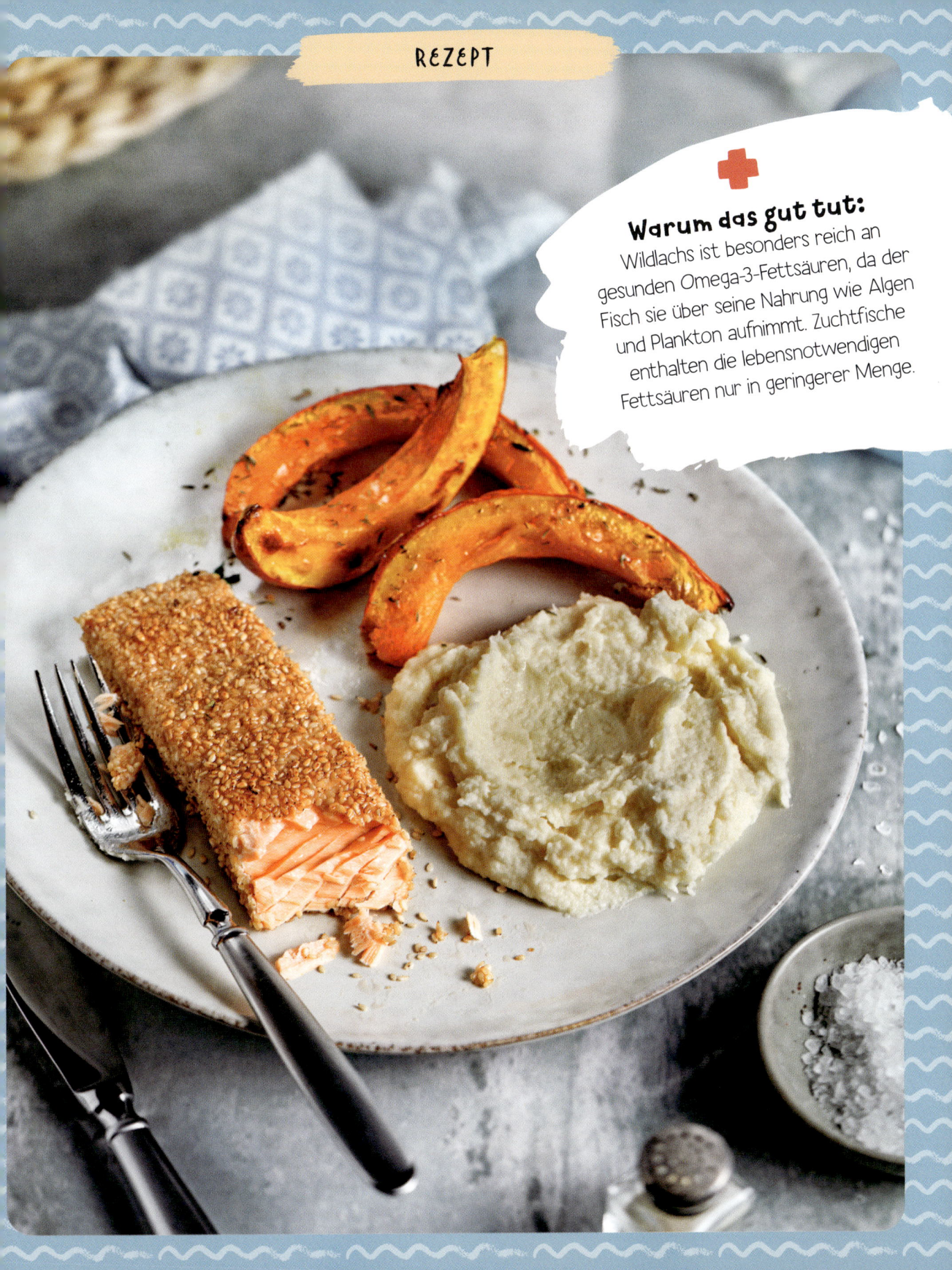

### Warum das gut tut:

Wildlachs ist besonders reich an gesunden Omega-3-Fettsäuren, da der Fisch sie über seine Nahrung wie Algen und Plankton aufnimmt. Zuchtfische enthalten die lebensnotwendigen Fettsäuren nur in geringerer Menge.

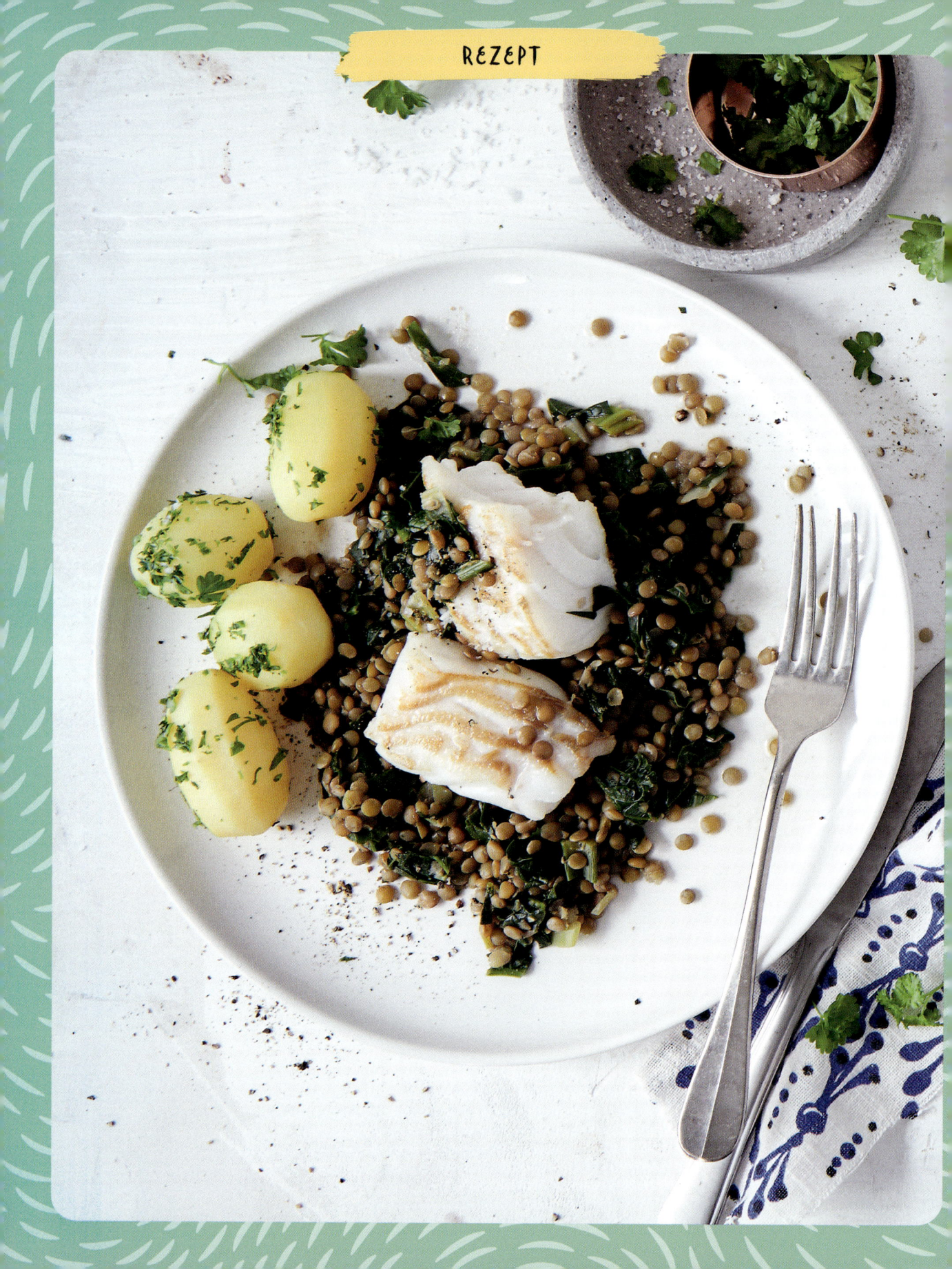

# Kabeljau
## auf Linsen-Spinat-Gemüse

4 Portionen • Zubereitungszeit: ca. 40 min

**1** Die Linsen mit dem Lorbeerblatt in der Gemüsebrühe aufkochen und etwa 10 Minuten garen.

**2** Inzwischen die Frühlingszwiebeln putzen, waschen und schräg in Streifen schneiden. Den Blattspinat verlesen, waschen und gut abtropfen lassen. Frühlingszwiebeln zu den Linsen geben und etwa 15 weitere Minuten mitkochen. Das Lorbeerblatt entfernen, den Blattspinat untermischen und zusammenfallen lassen. Mit Koriander, Salz und Pfeffer würzen. Mit Zitronensaft abschmecken.

**3** Für den Kabeljau die Filets waschen, trocken tupfen und mit Salz und Pfeffer würzen. In einer Pfanne das Olivenöl erhitzen und die Filets beidseitig 8–10 Minuten braten.

**4** Den Kabeljau auf dem Linsengemüse servieren. Dazu passen Petersilienkartoffeln.

## Zutaten

Für das Linsengemüse
200 g kleine grüne Linsen
   (z. B. Puy-Linsen)
1 Lorbeerblatt
500 ml Gemüsebrühe
2 Frühlingszwiebeln
500 g Baby-Blattspinat
½ Tl gemahlener Koriander
Salz
Pfeffer
Saft von einer ½ Zitrone

Für den Kabeljau
4 Kabeljaufilets (je ca. 150 g,
   ohne Haut und Gräten)
Salz
Pfeffer
2 El Olivenöl

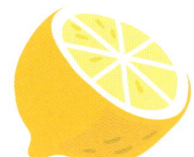

**Pro Portion**
ca. 372 kcal/1557 kJ
43 g E, 9 g F, 28 g KH

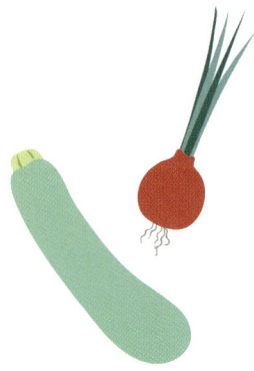

# Schweinefilet
## mit Ofengemüse

4 Portionen • Zubereitungszeit: ca. 20 min

## Zutaten

3 rote Zwiebeln
4 Knoblauchzehen
2 Stangen Staudensellerie
½ Fenchelknolle
4 Möhren
400 g Zucchini
1 großer Apfel
1 Tl Kümmel
2 Tl Olivenöl
Salz
Pfeffer
1 Tl Gemüsebrühepulver
2 Zweige Rosmarin
4 Zweige Thymian
1 Schweinefilet à 500 g

**1** Den Backofen auf 160 °C vorheizen. Zwiebeln und Knoblauch schälen und in Streifen schneiden. Das Gemüse waschen, putzen und in mundgerechte Stücke schneiden (das Fenchelgrün aufbewahren). Den Apfel waschen, trocken reiben, entkernen und ebenfalls in mundgerechte Stücke schneiden. Alles zusammen mit dem Kümmel gut vermischen.

**2** In einer großen Pfanne 1 Tl Olivenöl erhitzen, das Gemüse hinzufügen, mit Salz und Pfeffer kräftig würzen und ca. 15 Minuten anbraten. Inzwischen 250 ml Wasser aufkochen und das Gemüsebrühepulver einrühren.

**3** Das Fenchelgrün klein hacken, unter das Pfannengemüse heben und alles in eine große Auflaufform füllen. Die Gemüsebrühe hinzufügen und das Gemüse für 40–45 Minuten in den Backofen geben.

**4** Die Kräuter waschen, trocken tupfen, die Blätter abzupfen und fein hacken. Das Schweinefilet waschen, trocken tupfen, in den Kräutern wälzen und halbieren. Das restliche Öl in einer Pfanne erhitzen und das Fleisch darin von allen Seiten scharf anbraten. Mit Salz würzen, nach 10 Minuten Backzeit auf das Ofengemüse legen, mit Alufolie abdecken und 25–30 Minuten garen. Den Backofen auf 180 °C schalten, die Alufolie abnehmen und alles fertig garen. Das Schweinefilet mit dem Ofengemüse servieren.

**Pro Portion**

ca. 249 kcal/1043 kJ
32 g E, 6 g F, 16 g KH

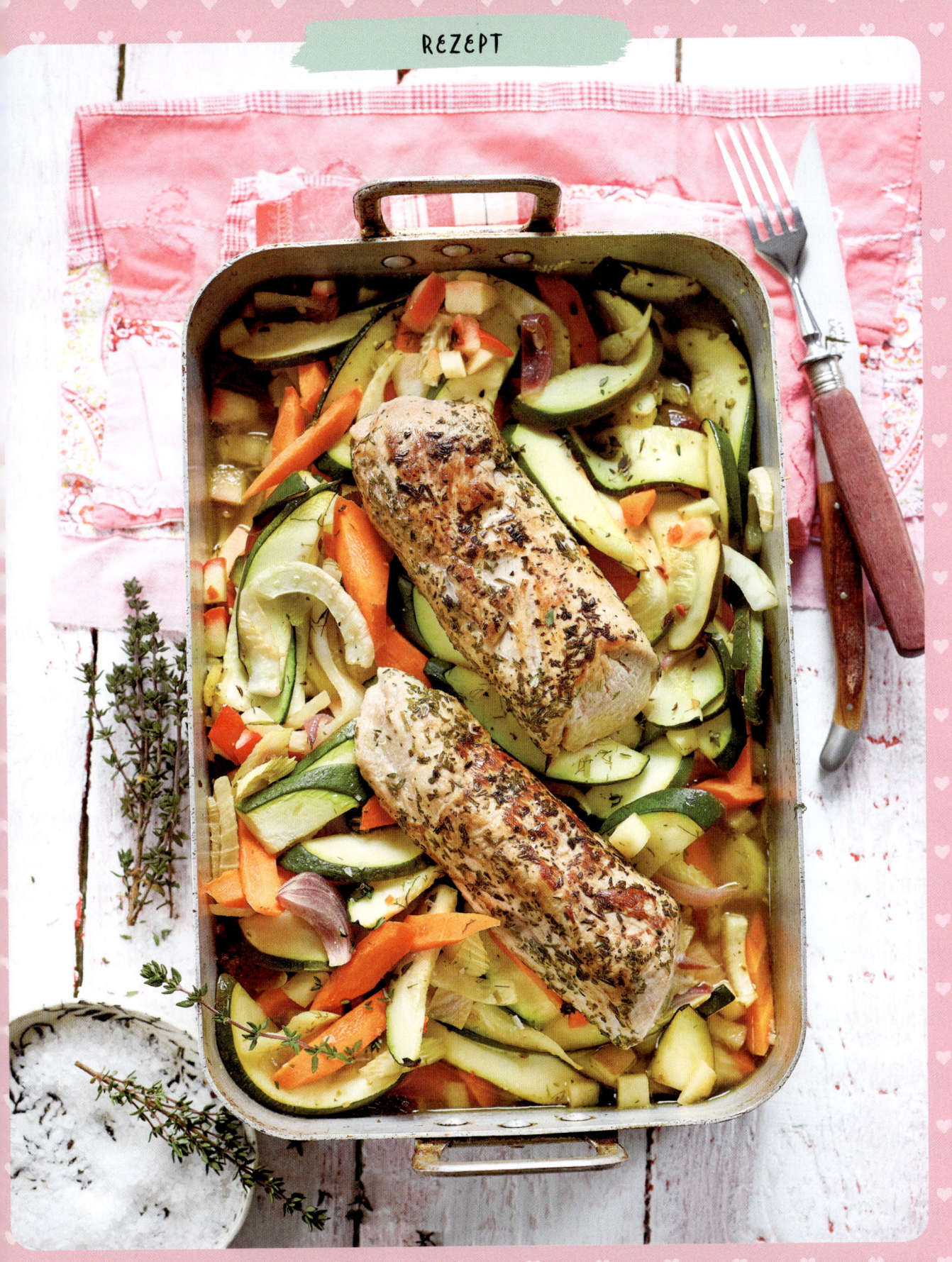

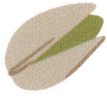

## Esst mehr Nüsse!

Nüsse sind nicht nur lecker, sondern versorgen uns auch noch mit wichtigen Nährstoffen, Energie und gesunden Fetten, die ein wichtiger Baustoff für das Gehirn sind. Reichlich Proteine stecken außerdem drin, und die sind ja, wie schon erwähnt, ganz wichtig für das Immunsystem. Trotzdem solltest du es mit den Nüsschen nicht übertreiben, denn sie enthalten jede Menge Energie, und die landet nicht nur im Gehirn, sondern auch auf den Hüften. Eine Handvoll ist nach Meinung von Experten das rechte Maß. Allerdings ist es schwer, das zu halten, wenn in der offenen Tüte die säuberlich geschälten Nüsse einladend und snackbereit darauf warten, verzehrt zu werden. Darum habe ich mir angewöhnt, möglichst immer Nüsse mit Schale zu kaufen. Dann kommt es eher selten vor, dass man sich gedankenverloren bergeweise Nüsse einverleibt, denn vor dem Vergnügen wartet die Arbeit.
Und außerdem wichtig: Am besten keine gerösteten und gesalzenen Nüsse essen. Die haben nämlich kaum noch Gutes in sich.

# Ein gutes Bauchgefühl stärkt die Abwehrkräfte

In den letzten Jahren hat die Wissenschaft den Darm ja richtiggehend für sich entdeckt, und er gilt als zweites Gehirn des Menschen. In Sachen Immunabwehr spielt er eine ziemlich tragende Rolle, denn ein Großteil aller Immunzellen befindet sich im Dünn- und Dickdarm, und sie machen rund 80 Prozent aller Abwehrreaktionen aus: Sie bekämpfen schädliche Mikroorganismen, die wir mit der Nahrung oder durch Tröpfcheninfektion aufnehmen und die nicht schon der Magensäure zum Opfer gefallen sind. Ich finde, das ist ein guter Grund, den Darm durch gesunde Ernährung in Schuss zu halten.
Für eine gesunde Darmflora ist es wichtig, dass ihr ausreichend Ballaststoffe, auch als Präbiotika bezeichnet, esst. Ballaststoffe werden zwar vom Körper nicht verdaut, putzen den Darm aber so richtig durch. Sie finden sich in Getreide, Gemüse, Obst und Hülsenfrüchten. Beim Gemüse zeichnen sich vor allem die verschiedenen Kohlsorten und Kartoffeln durch ihren hohen Ballaststoffgehalt aus, und davon gibt es im Winter ja reichlich. Auch Bananen und Äpfel können sich in dieser Hinsicht sehen lassen, außerdem Trockenpflaumen sowie getrocknete Datteln und Feigen. Über Feldsalat und Leinsamen freut sich die Darmflora auch. Wenn du ein bisschen im Internet stöberst, findest du dort jede Menge ballaststoffreiche Winterrezepte.

## Apple Pie
# Overnight Oats

1 Portion • Zubereitungszeit: ca. 5 min, Kühlzeit ca. 12 std

**1** Alle Zutaten in ein gut verschließbares Einmachglas geben, den Deckel aufsetzen und die Mischung kräftig durchschütteln, bis alles gleichmäßig vermischt ist.

**2** Nach Belieben gehackte Mandeln oder Rosinen unterrühren.

**3** Das Glas über Nacht in den Kühlschrank stellen und am nächsten Morgen kalt oder leicht erwärmt zum Frühstück servieren.

### Zutaten

40 g zarte Haferflocken
125 ml Milch
60 g ungesüßtes Apfelmark
1 El Apfelsüße
¼ Tl Zimtpulver
1 Prise Salz
1 El gehackte Mandeln oder
   Rosinen (nach Belieben)

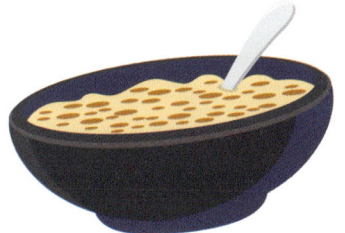

**Pro Portion**
ca. 337 kcal/ 1402 kJ
12 g E, 13 g F, 43 g KH

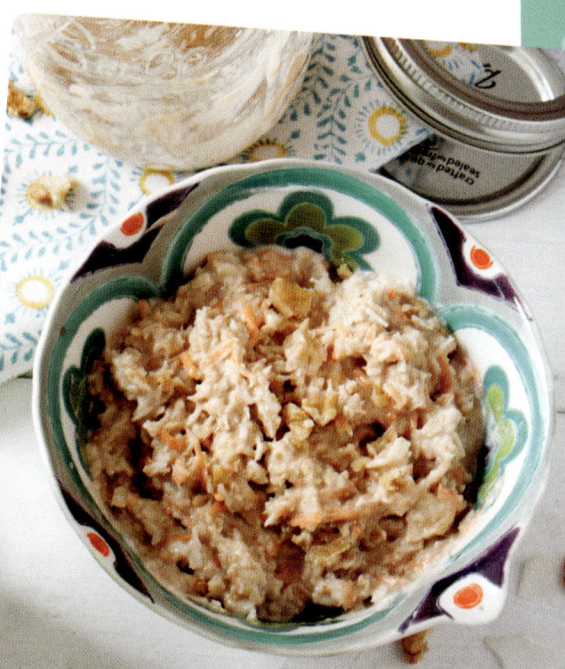

71

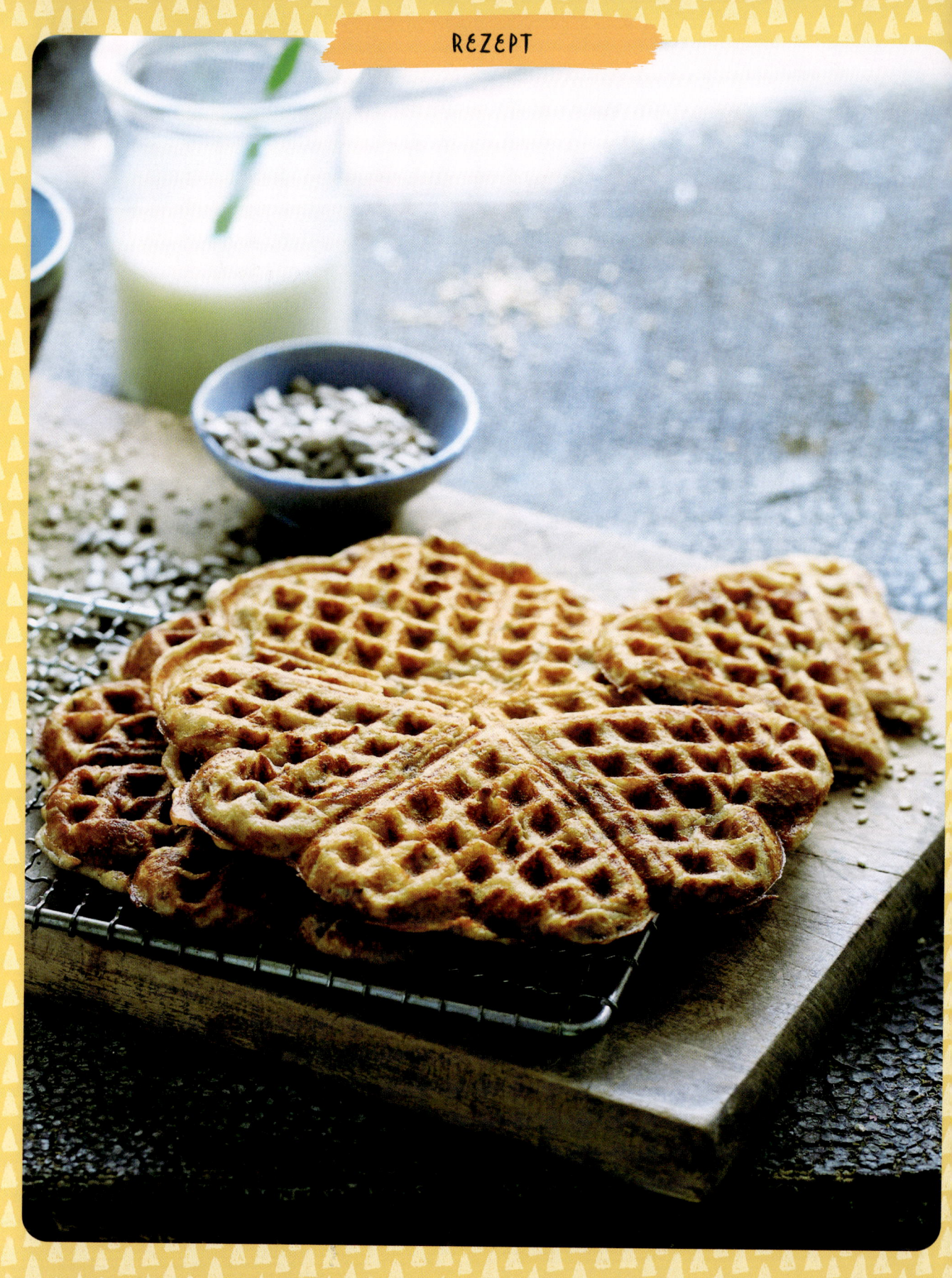

# Pumpernickel-Waffeln

4 Portionen • Zubereitungszeit: ca. 35 min, Ruhezeit ca. 10 min

**1** Roggenschrot, Mehl, Leinsamen, Sesam und Sonnenblumen-kerne miteinander in einer Schüssel vermischen. Mit einem Löffel eine Mulde in die Mitte der Mischung hineindrücken. Hefe zerbröseln und in die Mulde geben. Mit Buttermilch auf-füllen und den Rübensirup dazugeben. Ca. 10 Minuten stehen lassen.

**2** Salz, Eier und Öl dazugeben und alles zu einem glatten Teig verkneten. In kleinen Portionen im vorgeheizten Waffeleisen ausbacken. Die Waffeln auf einem Kuchenrost auskühlen lassen.

## Zutaten

80 g Roggenschrot
300 g Dinkelmehl
    (Type 630)
30 g Leinsamen
30 g ungeschälter Sesam
50 g Sonnenblumenkerne
¾ frische Hefe (Würfel)
350 ml Buttermilch
60 ml Rübensirup
6 g Salz
2 Eier
50 ml neutrales Öl

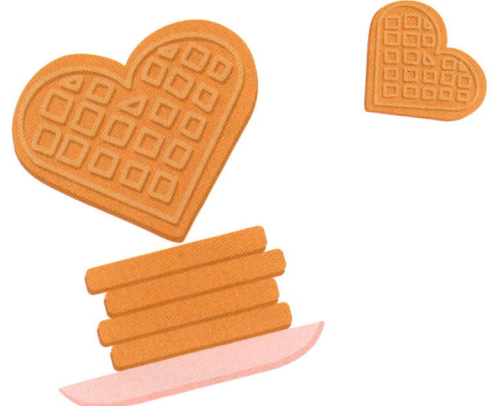

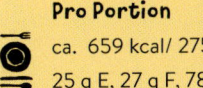

**Pro Portion**
ca. 659 kcal/ 2756 kJ
25 g E, 27 g F, 78 g KH

# Kräutertarte
## mit Kürbis und Haselnuss

12 Stücke • Tarteform 26 cm ø • Zubereitungszeit: ca. 40 min, Backzeit ca. 35 min, Kühlzeit ca. 30 min

## Zutaten

**Für den Teig**
250 g Weizenmehl
120 g kalte Butter
1 Ei
Salz

**Für die Füllung**
450 g Hokkaido
1 Zwiebel
1 Bund Basilikum
1 Bund Kerbel
2 El Milch
150 ml Sahne
3 Eier
50 g Haselnüsse
Salz
Pfeffer
Pflanzenöl zum Braten

**1** Mehl in eine Schüssel oder auf die Arbeitsplatte geben. Butter in kleinen Flöckchen daraufgeben und mit etwas Salz mit den Händen zu feinen Bröseln zerreiben. Das Ei hinzufügen und mit 1–2 El kaltem Wasser alles zügig zu einem glatten Teig verkneten. Teig in Folie wickeln und 1 Stunde kühlen.

**2** Kürbis waschen und entkernen. Fruchtfleisch fein raspeln. Zwiebel in feine Würfel schneiden. Kürbisfleisch in Öl etwa 5 Minuten rundherum anbraten und in eine Schüssel füllen. Zwiebeln ebenfalls in Öl glasig dünsten und zum Kürbis geben. Basilikum und Kerbel waschen und trocknen. Kerbel grob zerzupfen und zum Gemüse geben. Vom Basilikum die Blätter abzupfen und mit der Milch fein mixen. Sahne untermischen. Vorsicht, Sahne nicht mitmixen, sonst schlägt man sie steif!

**3** Basilikumsahne mit Eiern glatt rühren und mit Salz und Pfeffer würzen. Mit dem Gemüse mischen. Haselnüsse grob hacken.

**4** Backofen auf 200 °C (oder 180 °C Umluft) vorheizen. Teig auf etwas Mehl dünn ausrollen und in eine Tarteform legen, dabei einen Rand formen. Teig andrücken und mit einer Gabel den Boden mehrmals einstechen. Gemüsemischung darauf verteilen, glatt streichen und mit gehackten Haselnüssen bestreuen. Tarte im Ofen ca. 35 Minuten backen und sofort servieren.

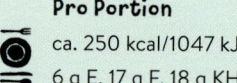

**Pro Portion**
ca. 250 kcal/1047 kJ
6 g E, 17 g F, 18 g KH

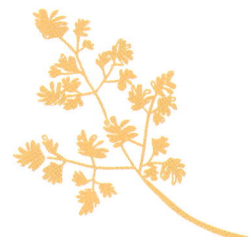

74

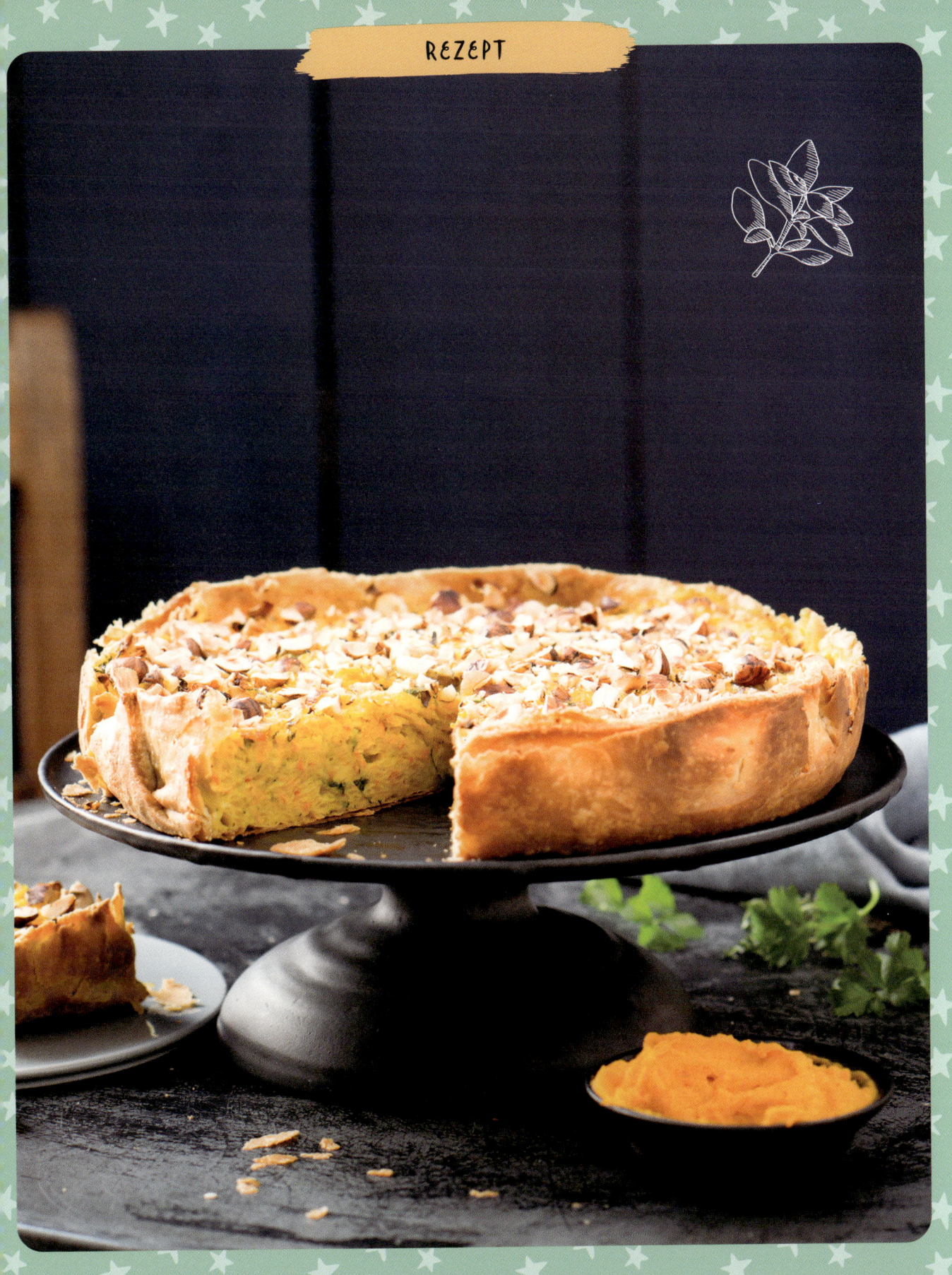

# Farfalle

## mit Spitzkohl und Pinienkernen

4 Portionen · Zubereitungszeit: ca. 20 min

### Zutaten

1 große rote Zwiebel
1 Stange Sellerie
1 kleiner Spitzkohl
  (ca. 450 g)
2 El Olivenöl
200 ml Gemüsebrühe
40 g Pinienkerne
300 g Farfalle
150 g saure Sahne
Salz
Pfeffer

**1** Die Zwiebel schälen und in Spalten schneiden. Den Stangensellerie waschen, putzen, gegebenenfalls harte Fäden ziehen und klein würfeln. Den Spitzkohl putzen, vierteln, den Strunk herausschneiden und in dünne Streifen schneiden.

**2** Das Öl in einer Pfanne erhitzen und die Zwiebel anschwitzen. Stangensellerie zugeben und kurz anbraten. Spitzkohl zugeben, mit Gemüsebrühe ablöschen und 5–8 Minuten bei kleiner Hitze köcheln lassen, bis der Kohl weich, aber noch bissfest ist.

**3** Inzwischen die Pinienkerne in einer Pfanne ohne Fett rösten. Die Pasta nach Packungsanleitung bissfest kochen, abgießen und zum Spitzkohl geben. Die saure Sahne unterrühren und mit Salz und Pfeffer abschmecken. Die Nudeln auf Tellern anrichten und mit Pinienkernen bestreut servieren.

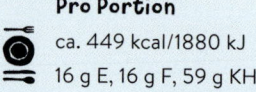

**Pro Portion**
ca. 449 kcal/1880 kJ
16 g E, 16 g F, 59 g KH

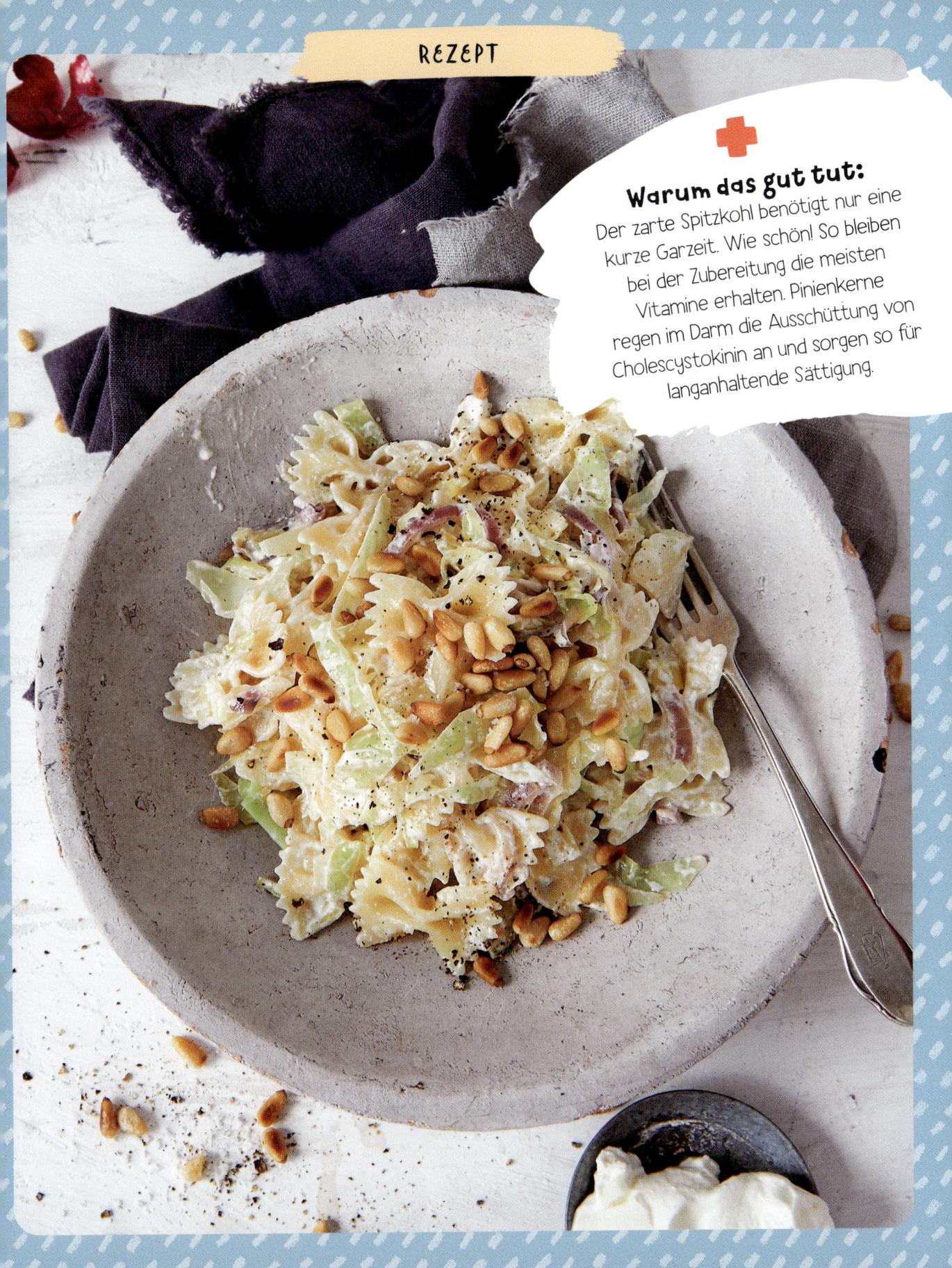

**Warum das gut tut:**
Der zarte Spitzkohl benötigt nur eine kurze Garzeit. Wie schön! So bleiben bei der Zubereitung die meisten Vitamine erhalten. Pinienkerne regen im Darm die Ausschüttung von Cholescystokinin an und sorgen so für langanhaltende Sättigung.

# Gute Stimmung, gute Abwehr

Für gute Laune kannst du auch mit deiner Ernährung sorgen. Es gibt nämlich eine ganze Reihe Lebensmittel, die nachweislich die Stimmung heben. Nein, ich rede jetzt nicht von Pizza, Pommes & Co. – auch wenn gegen eine ordentliche Portion Pizzamine dann und wann wirklich nichts einzuwenden ist. Ich meine eher Lebensmittel, deren Inhaltsstoffe die Stimmung heben. Zum Beispiel Spargel mit seinem hohen Vitamin-B-Gehalt, denn Vitamin B ist an der Produktion von Botenstoffen wie Serotonin beteiligt, das auch als „Wohlfühlhormon" bekannt ist. Serotonin steckt übrigens auch in Kiwis, Bananen, Ananas oder Tomaten.
Und wenn ihr gern feurig esst – nur zu. Auf scharfe Gewürze wie Pfeffer und Chili reagiert der Körper mit der Ausschüttung von Glückshormonen, sogenannten Endorphinen. Ebenfalls zu einer guten Stimmung tragen Champignons oder Shiitake-Pilze mit ihren bemerkenswerten Mengen an Vitamin D und Selen bei.

# Das Geheimnis der Hühnersuppe

Hühnersuppe lindert Erkältungssymptome und macht die verstopfte Nase frei. Das wussten schon unsere Großmütter. Inzwischen weiß die Wissenschaft auch, woran das liegt. Ein großer Pluspunkt der Hühnersuppe liegt in der leckeren klaren Brühe, von der man selbst dann noch was schmeckt, wenn man eigentlich nichts mehr schmeckt, und die auch noch hilft, den Flüssigkeitsbedarf zu decken – und trinken, das ist bekannt, ist bei einer Erkältung noch wichtiger als sonst schon. Und das Hühnchen in der Suppe ist reich an Eiweißen, die das Immunsystem so dringend braucht, und enthält diverse B-Vitamine, die unsere körpereigene Abwehr stärken und die Verdauung anregen. Außerdem fördern sie die Produktion des Stimmungsaufhellers Serotonin. Klassisches Suppengemüse wie Karotten, Sellerie und Lauch oder Zwiebeln enthält Vitamin C und K sowie diverse Mineralien, die als Booster für das Immunsystem fungieren und dazu beitragen, dass man sich schneller von der Krankheit erholt. Und wenn du dann noch den Dampf der Suppe einatmest, öffnet das die Atemwege.
Das nenne ich mal Rundum-Versorgung.

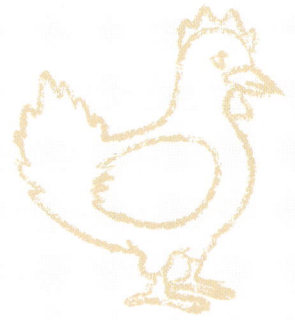

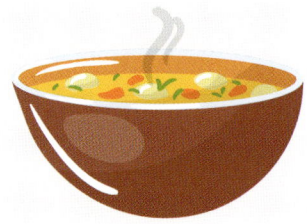

# Hühnersuppe

4 Portionen • Zubereitungszeit: ca. 30 min, Garzeit ca. 1 std 30 min

**1** Das Huhn gründlich unter fließendem Wasser waschen und in einen Topf geben. Mit kaltem Wasser bedecken und ½ Tl Salz hinzufügen. Alles aufkochen lassen und hin und wieder den Schaum abschöpfen.

**2** Das Suppengrün putzen, waschen, nach Bedarf schälen und würfeln. Das Gemüse mit den Lorbeerblättern und den Pfefferkörnern zum Huhn geben und alles etwa 1 Stunde 30 Minuten köcheln lassen.

**3** Das Huhn aus der Suppe nehmen, abkühlen lassen, das Fleisch von Haut und Knochen lösen und in Würfel schneiden. Die Brühe durch ein Sieb gießen.

**4** Die Möhren schälen und in dünne Stifte schneiden. Die Erbsen putzen, waschen und auspalen. Die Suppennudeln separat in reichlich Salzwasser garen. Die Petersilie waschen, trocken schütteln und hacken.

**5** Die Möhrenstifte in der Suppe etwa 5 Minuten köcheln. Anschließend die Erbsen dazugeben und alles weitere 5 Minuten garen. Das Hühnerfleisch in die Suppe geben und mit Salz und Pfeffer abschmecken. Die Suppe mit Petersilie bestreut servieren.

## Zutaten

1 küchenfertiges Suppenhuhn (ca. 1,5 kg)
Salz
1 Bund Suppengrün
2 Lorbeerblätter
5 Pfefferkörner
3 Möhren
300 g Erbsenschoten
200 g Suppennudeln
Pfeffer
1 Bund glatte Petersilie

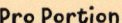

**Pro Portion**
ca. 882 kcal/3693 kJ
58 g E, 52 g F, 43 g KH

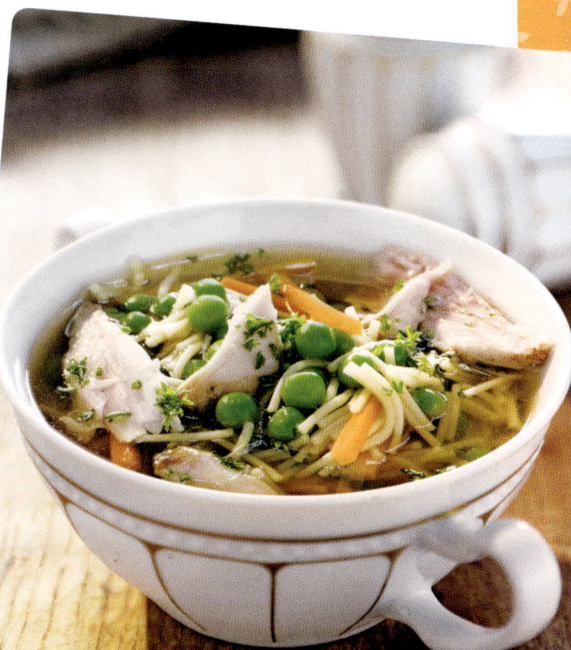

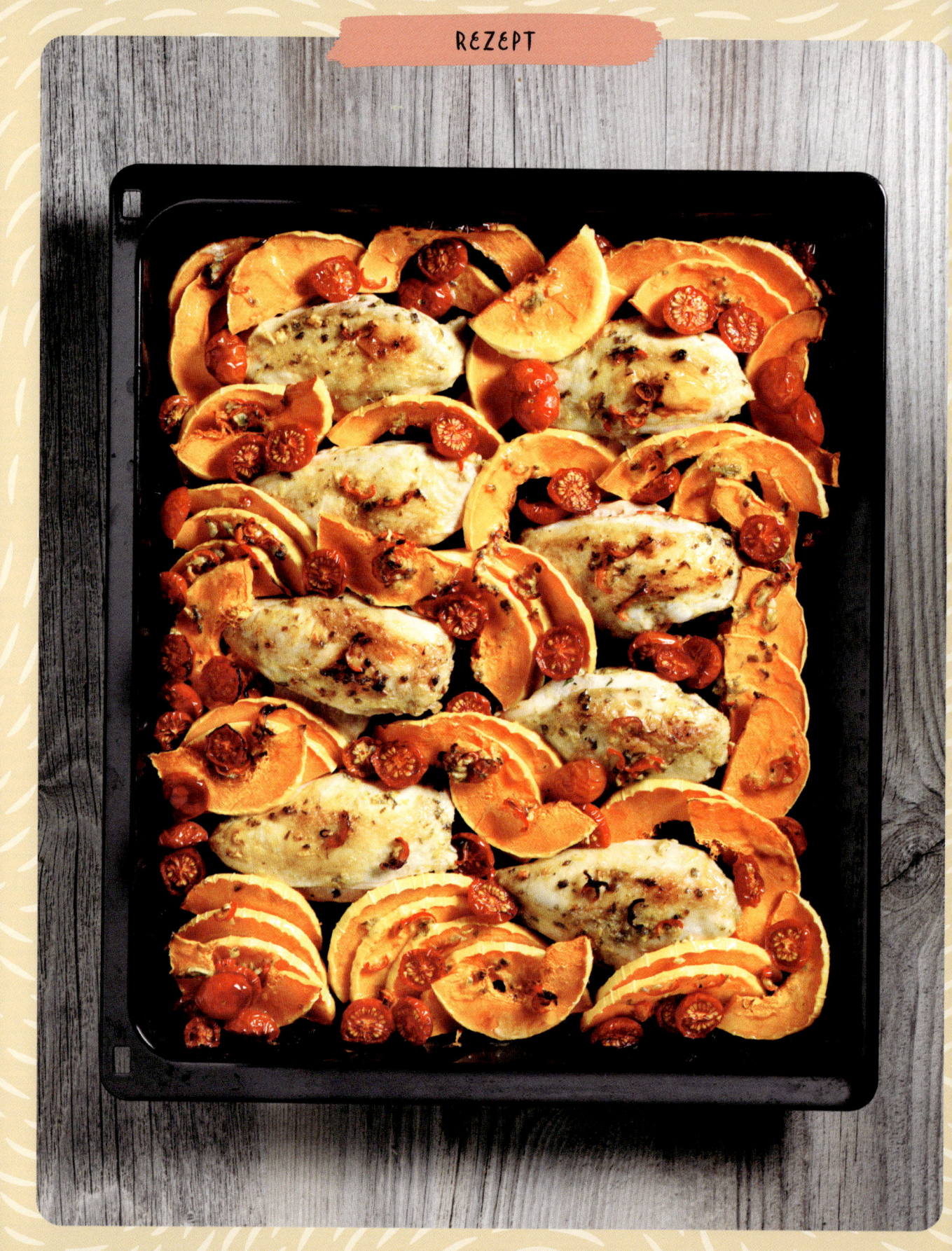

# Hähnchenbrüste
## mit feurigem Kürbis

8 Portionen • Zubereitungszeit: ca. 50 min, Backzeit ca. 30 min

**1** Den Backofen auf 200 °C vorheizen. Ein Backblech mit Öl bepinseln. Die Hähnchenbrüste waschen, trocken tupfen und in eine Schüssel geben. Die Limette heiß waschen, trocknen, die Schale abreiben. Den Oregano waschen, trocken schütteln und die Blättchen hacken. Die Chilischoten waschen, putzen, trocknen und in feine Ringe schneiden. Sehr scharfe Exemplare gegebenenfalls entkernen und hacken. Den Knoblauch schälen und in feine Stifte schneiden.

**2** Limettenschale, Oregano, Chili, Knoblauch und Senf zu den Hähnchenbrüsten geben. Etwas Salz und Pfeffer darüberstreuen und 4 Esslöffel Olivenöl hinzugeben. Alles gut vermengen, dann die Hähnchenbrüste mit der Hautseite nach oben auf dem Backblech verteilen.

**3** Die Cocktailtomaten waschen, trocknen, putzen und halbieren. Die Butternut-Kürbisse waschen, trocknen, schälen und halbieren. Die Kerne und Fasern entfernen und das Fruchtfleisch in dünne Scheiben schneiden (ca. 2 mm dick).

**4** Die Kürbisscheiben zwischen den Hähnchenbrüsten verteilen. Dabei nicht flach hinlegen sondern aufstellen. Dazwischen Oregano, Knoblauch und Chilistücke geben, die nicht an den Hähnchenbrüsten haften geblieben, sondern in der Schüssel verblieben sind. Dann die halbierten Tomaten ebenfalls dazwischen verteilen.

**5** Die Limette auspressen und den Saft mit dem restlichen Olivenöl verrühren. Die Kürbisscheiben salzen, pfeffern und mit der Ölmischung beträufeln. Ca. 30 Minuten im vorgeheizten Ofen backen, bis alles knusprig und gar ist.

## Zutaten

8 kleine Hähnchenbrüste
   mit Haut
1 unbehandelte Limette
1 Bund Oregano
4 rote Chilischoten
4 Knoblauchzehen
2 Tl Senf
Salz
Pfeffer
8 El Olivenöl
250 g Cocktailtomaten
2 Butternut-Kürbisse
   (à ca. 1 kg)

Außerdem
Öl für das Blech

**Pro Portion**

ca. 337 kcal/1411 kJ
26 g E, 15 g F, 25 g KH

# Vorkochen
## für die Gesundheit

Klar, gesunde Ernährung stärkt das Abwehrsystem. Allerdings macht einem der Alltag gerne mal einen Strich durch die Rechnung, wenn es um ausgewogene Mahlzeiten geht. Also bei mir jedenfalls. Wenn es draußen stürmt und schneit, passiert es mir leicht, dass ich in der Kantine zu Schni-Po-Sa statt zum Salatteller greife. Und wenn der allgemeine Winterfrust um sich greift, bestellen wir uns gerne mal die eine oder andere Pizza, weil keiner sich aufraffen kann zu kochen. Dagegen ist allerdings ein Kraut gewachsen: Meal-Prepping heißt das Zauberwort. Oder Vorkochen, wie meine Oma gesagt hätte.

Nehmen wir mal die schon erwähnte Hühnersuppe. Am Wochenende kochst du einen großen Topf davon. Einen Teil davon esst ihr sofort, einen Teil des Hühnchenfleisches verarbeitest du zu Hühnerfrikassee, das in einer luftdichten Dose in den Kühlschrank kommt und ein tolles Abendessen für einen der nächsten Tage ist. Das restliche Fleisch wandert ebenfalls gut verpackt in den Kühlschrank. Dann bereitest du noch ein paar Beilagen vor: Nudeln oder Reis, gedünstetes oder gebratenes Gemüse, dazu ein paar Dips. Fertig. Das alles kommt in dichten Behältern in den Kühlschrank. Und während der Woche könnt ihr euch an den ganzen Döschen bedienen, um daraus morgens vor der Arbeit oder der Schule einen tollen Imbiss, z. B. ein Sandwich mit Hühnchenfleisch oder Grillgemüse, oder beim Heimkommen ein leckeres Essen zusammenzustellen. Was das bringt? Weniger Stress – was ja nachweislich gut für die Gesundheit ist –, weniger Fastfood und mehr Vitamine und natürlich mehr Genuss. Überzeugt?

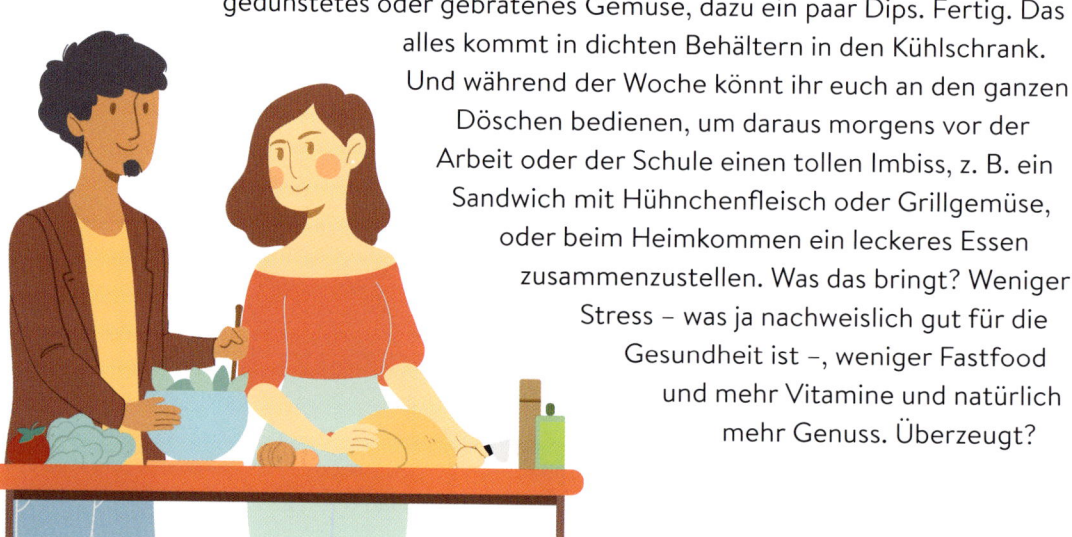

# Die Vorteile probiotischer Ernährung

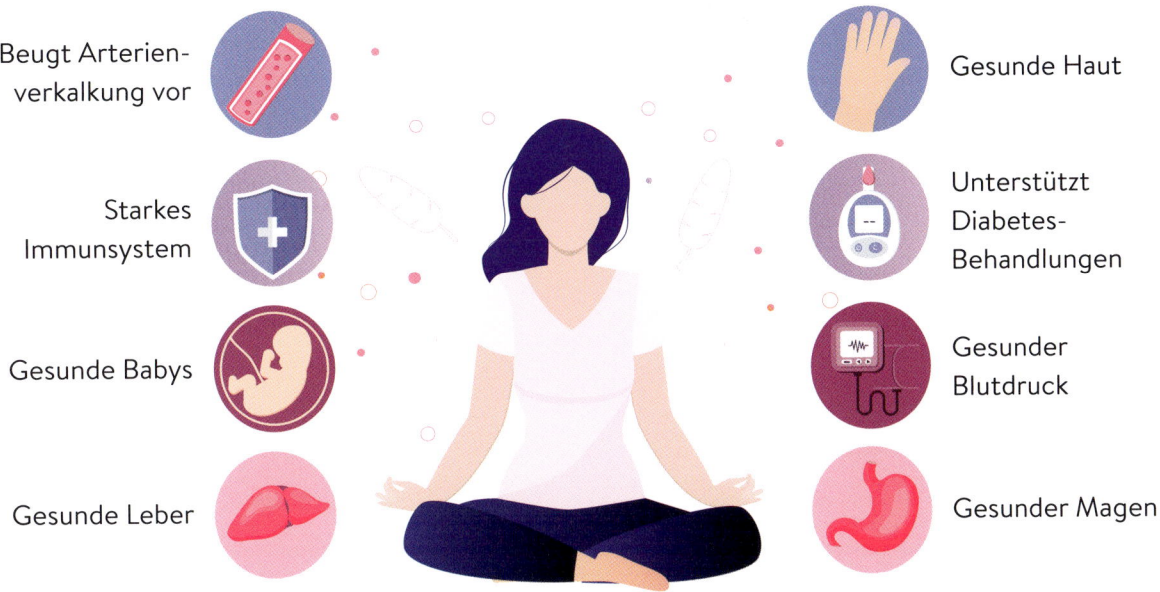

Beugt Arterien-
verkalkung vor

Starkes
Immunsystem

Gesunde Babys

Gesunde Leber

Gesunde Haut

Unterstützt
Diabetes-
Behandlungen

Gesunder
Blutdruck

Gesunder Magen

## Ich bin ein Fermento

Ich bin bekennender Foodblog-Junkie, und vieles von dem, was ich dort so lese, probiere ich auch aus. In letzter Zeit diskutiert man in Klein-Food-Bloggersdorf mit großer Leidenschaft das Thema *Fermentieren*, also das Haltbarmachen von Lebensmitteln, insbesondere Gemüse, durch Milchsäuregärung. Sauerkraut zum Beispiel ist fermentierter Kohl, dessen Zucker von Bakterien in Milchsäure umgewandelt wurde.

Beim Fermentieren verdauen Bakterien unser Essen im Prinzip schon ein bisschen vor. Das mag eklig klingen, hat aber eigentlich nur Vorteile, denn rohe Zutaten werden dadurch bekömmlicher, schmecken besser und sind dazu noch deutlich länger haltbar. Außerdem sind fermentierte Lebensmittel reich an Vitaminen und Ballaststoffen.

Was ich auch toll finde, ist, dass Zeit- und Energieaufwand beim Fermentieren deutlich geringer sind als beim Einkochen – damit habe ich es nämlich auch schon versucht. Und viel mehr als Gemüse, Salz und einen geeigneten Behälter braucht man auch nicht. Ehrenwort, ich habe es selbst ausprobiert.

# Kartoffel-Kraut-Rösti
## mit Bergkäse

4 Portionen • Zubereitungszeit: ca. 50 min

## Zutaten

250 g eingelegtes
   Sauerkraut
350 g mehligkochende
   Kartoffeln
100 g Bergkäse
150 ml Milch
80 g Weizenmehl
   (Type 405)
1 Ei
1 El fein gehackte
   glatte Petersilie
150 g Magerquark
100 g Schmand
1 Tl frisch gepresster
   Zitronensaft
2 El fein geschnittener
   Schnittlauch
3 El Obstessig
5 El klare Gemüsebrühe
2 El Olivenöl
2 El Sonnenblumenkerne
2 El Öl
150 g Feldsalat, Zucker
Salz, Pfeffer

**1** Das Sauerkraut in ein Sieb geben, mit kaltem Wasser kurz abspülen und gut abtropfen lassen. Dann mit den Händen kräftig ausdrücken. Das ausgedrückte Kraut grob hacken. Die Kartoffeln schälen und fein reiben. Die Flüssigkeit ebenfalls gut ausdrücken und unter das Sauerkraut mischen. Den Bergkäse fein reiben und untermischen. Die Milch mit dem Mehl verrühren und das Ei untermengen. Die Sauerkraut-Kartoffel-Masse mit der Petersilie in die Mehlmasse geben und gut vermengen. Mit Salz und Pfeffer würzen. Aus der Masse kleine Rösti formen und zur Seite stellen.

**2** Den Quark mit dem Schmand verrühren und mit Salz und Pfeffer sowie dem Zitronensaft abschmecken. Den Schnittlauch zugeben und unterrühren. Aus dem Obstessig, der Gemüsebrühe und dem Olivenöl ein Dressing rühren. Mit Salz, Pfeffer und etwas Zucker abschmecken.

**3** Die Sonnenblumenkerne in einer Pfanne ohne Fett anrösten. Das Öl in einer großen Pfanne erhitzen und die Krautrösti darin von jeder Seite etwa 2 Minuten knusprig anbraten. Den Feldsalat putzen, mit dem Dressing marinieren und auf Tellern verteilen. Die gerösteten Sonnenblumenkerne darüberstreuen. Die Kartoffel-Kraut-Rösti auf den Tellern anrichten und mit dem Schnittlauchquark servieren.

**Pro Portion**
ca. 453 kcal/1899 kJ
22 g E, 25 g F, 36 g KH

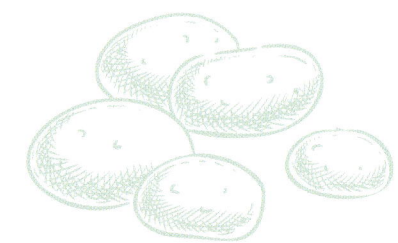

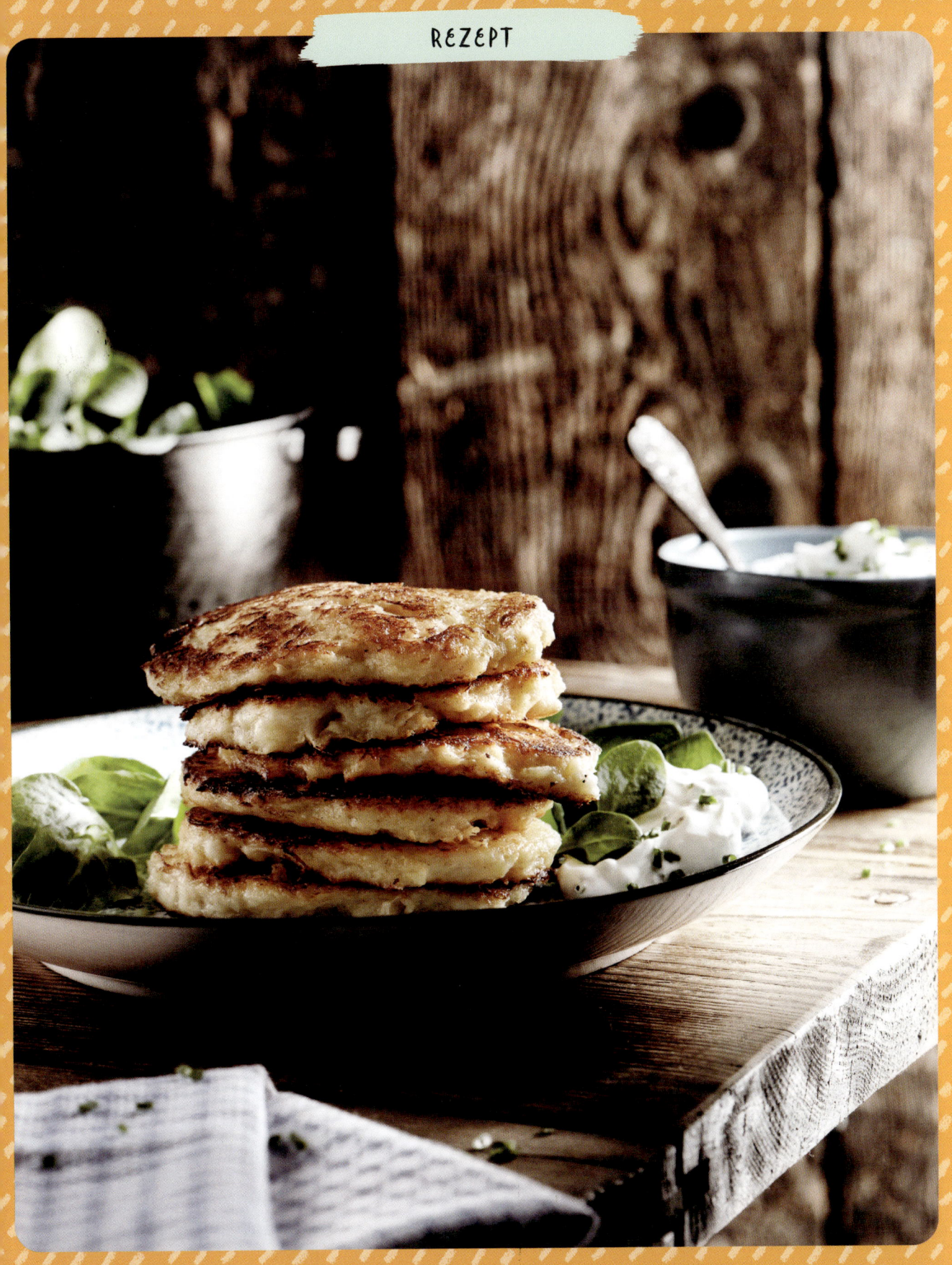

# Abwarten
## und Tee trinken

Als Kind konnte man mich mit Kräutertee wirklich jagen. Er schmeckte in all seinen Variationen von Pfefferminze bis Fenchel einfach nur lahm und nach Krankheit. Und ehrlich gesagt bin ich bis heute noch kein Freund des faden Beuteltees, aber Gott sei Dank gibt es tolle Alternativen, die auch noch echte Booster fürs Immunsystem sind.

Mein persönlicher Favorit ist Ingwertee, frisch zubereitet und am liebsten mit Honig und Zitrone. Dazu ein daumenlanges Stück Ingwer schälen, in feine Scheiben schneiden und mit kochendem Wasser übergießen. Knapp zehn Minuten ziehen lassen und nach Geschmack Zitronensaft und Honig zugeben. Das mögen auch die Kinder gern, und selbst mein Mann, der sonst wirklich jeden Kräutertee verschmäht, lässt sich schon mal zu einer Tasse überreden. Ingwer ist reich an ätherischen Ölen, die in ihrer Zusammensetzung sogar mit der Acetylsalicylsäure, dem Wirkstoff von Aspirin, verglichen werden. Er wirkt entzündungshemmend und schleimlösend.

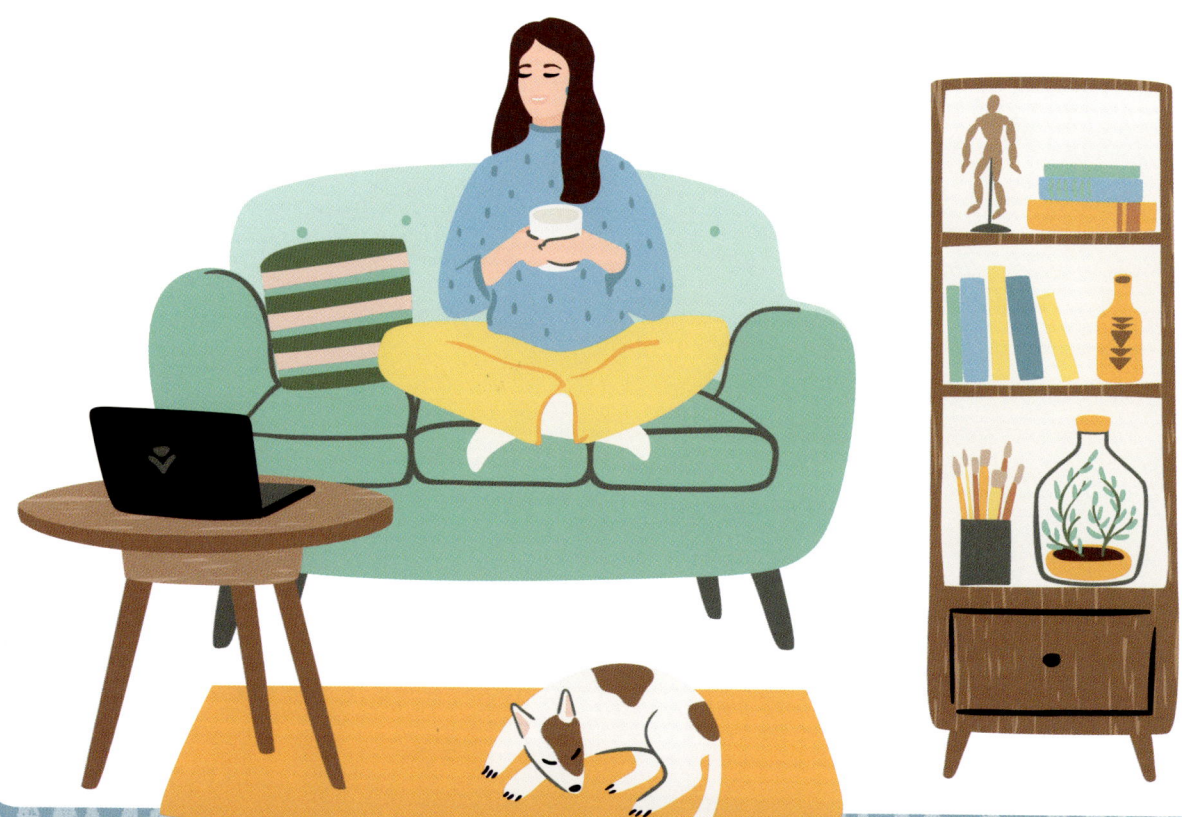

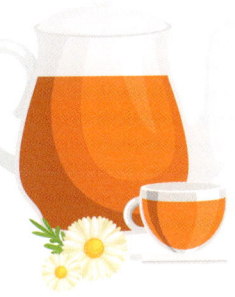

Kamillentee ist zwar nach wie vor nicht gerade mein Favorit, aber ich finde, frisch aufgebrüht aus Bio-Kamillenblüten (wenn ich Zeit habe, sammele und trockne ich die Kamillenblüten auch selbst), und mit Honig verfeinert kann man ihn trinken. Und das lohnt sich, denn diverse Studien belegen, dass Kamillentee das Immunsystem stärkt, weil er die Produktion weißer Blutkörperchen fördert, die für die Bekämpfung von Viren und Bakterien verantwortlich sind. Und ich finde, eine Tasse Kamillentee dann und wann ist deutlich leichter zu ertragen als eine Erkältung.

Das Rezept für meinen liebsten „Immuntee" kommt von meiner besten Freundin. Davon trinke ich zwei oder drei Tassen, wenn ich merke, dass eine Erkältung im Anmarsch ist. Die verschiedenen getrockneten Kräuter bekommst du in der Apotheke, oder du bestellst sie dir online: 30 g Lindenblüten, 40 g Holunderblüten, 25 g Thymiankraut, 5 g Anisfrüchte, 5 g Süßholzwurzel. Achtung: Linden- und Holunderblüten wirken schweißtreibend. Das aktiviert zwar die Abwehrkräfte, ist aber bei der Arbeit nicht so angenehm. Darum trinke ich den Tee nur zu Hause. Thymian wirkt schleimlösend und antibakteriell, Anis und Süßholz sorgen für ein mildes Aroma. Ich nehme aber trotzdem gerne noch einen Teelöffel Honig zusätzlich. Für eine Tasse Tee brühst du einen Teelöffel der Mischung mit kochendem Wasser auf. Lass den Tee mindestens fünf Minuten ziehen, dann abseihen. Am besten hilft er, wenn du ihn heiß trinkst.

## No alcohol, please

Um es vorweg zu sagen: Ich liebe Sekt und Rotwein, und wenn es draußen heiß ist, sind Bier und Radler mein bevorzugtes Ausgeh-Getränk. Aber: Schon in gesundem Zustand sollte man es mit dem Alkohol nicht übertreiben, denn Alkohol lähmt die weißen Blutkörperchen und schwächt damit die Immunantwort deiner Zellen. Das wiederum öffnet Infekten Tür und Tor.
Sind die Erreger schon in deinen Körper vorgedrungen, solltest du erst recht die Finger vom Alkohol lassen, denn dann braucht der Körper alle Kraft, um mit den Eindringlingen fertig zu werden.
Rauchen hat übrigens einen ähnlich unerfreulichen Effekt: Es verringert die Zahl der Antikörper im Blut.

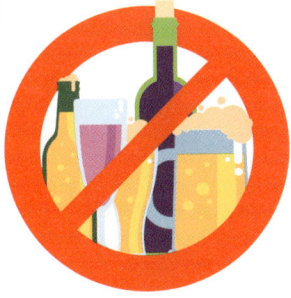

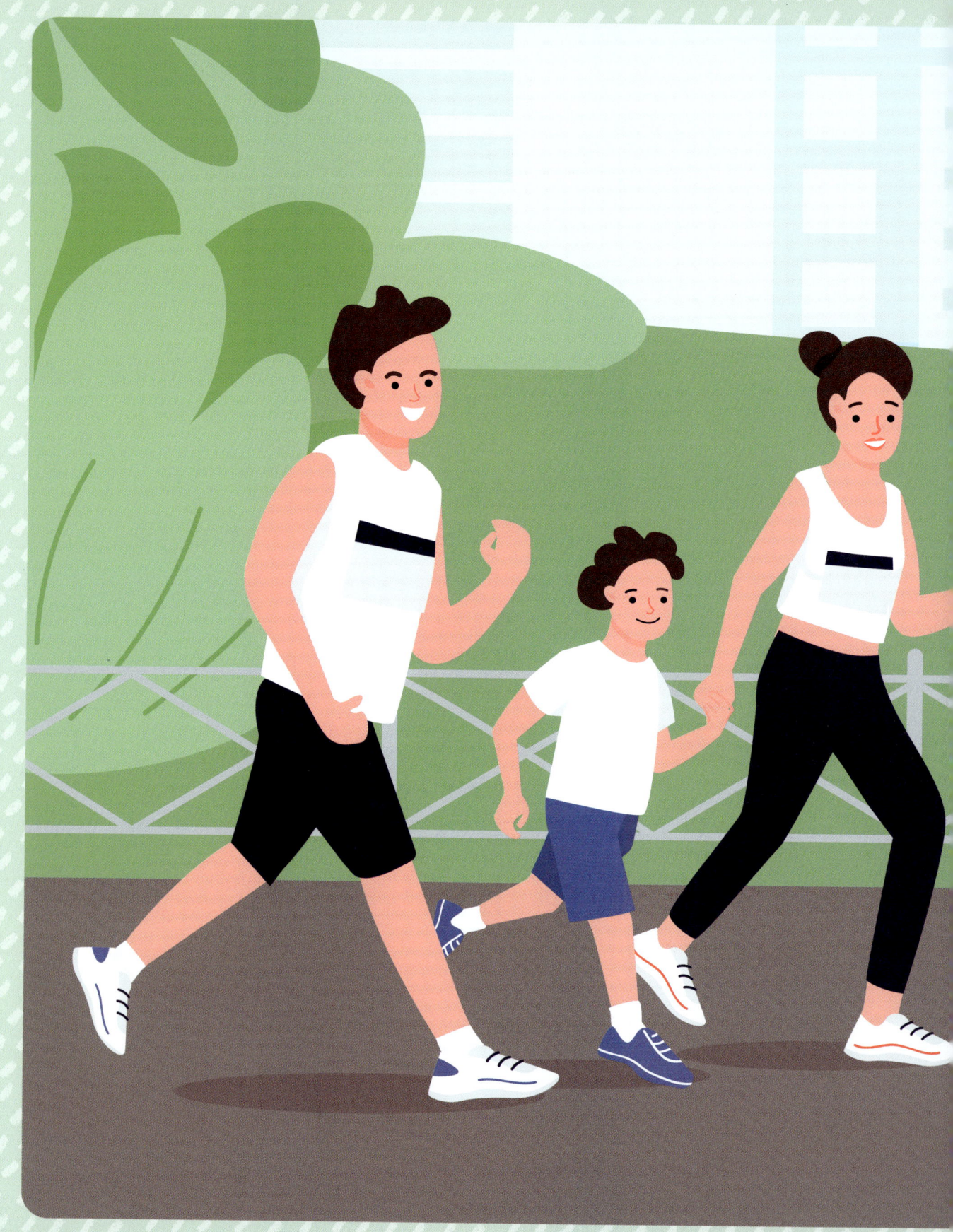

# SPORT UND BEWEGUNG

Sport ist gesund, das wusste schon meine Oma. Und ist auch mit 80 Jahren noch begeistert zur „Gymnastik für Damen" des örtlichen Turnvereins gegangen – wobei ich immer das Gefühl hatte, dass das anschließende Kaffeekränzchen ihr mehr Spaß gemacht hat als die Turnübungen. Wie dem auch sei. Dass ausreichend Bewegung und moderate sportliche Aktivität dem Körper wohltun und das Immunsystem stärken, ist längst wissenschaftlich erwiesen. Leider, leider ist es mit dem Aufbau eines stabilen Immunsystems so, wie mit den meisten Dingen im Leben: Man muss dranbleiben. Konkret bedeutet das, dass ihr im Winter von dem zehren könnt, was ihr im Frühjahr und Sommer aufgebaut habt. Doch keine Angst. Auch wenn man erst im Herbst oder Winter mit der Aktion „Gesund durch den Winter beginnt", ist es noch nicht zu spät.

# Raus
## in die Natur

Es zieht mich immer wieder in die Natur, sowohl mit meiner Familie als auch allein. Und das mit gutem Grund: Schon ein kurzer Spaziergang steigert die Lungenkapazität und lässt den Blutdruck sinken. Mir fällt es zudem in der Natur viel leichter, den Kopf freizubekommen und mich „locker zu machen", als vor dem Fernseher oder beim Schlendern durch die Fußgängerzone. Und nicht nur das: Wer sich regelmäßig Bewegung im Freien und dabei eine ordentliche Portion Frischluft und Tageslicht gönnt, schläft nachweißlich besser, denn durch das natürliche Tageslicht wird die innere Uhr gewissermaßen justiert, und der Körper kann wieder besser zwischen Tag und Nacht unterscheiden.

Für mich ist so ein Spaziergang außerdem ein echter Stimmungsaufheller. Ich kann mich wirklich nicht erinnern, ob ich jemals mit schlechter Laune zurückgekommen bin – für die Kinder gilt das übrigens erst recht: Auch wenn sie nur unter größtem Protest mitkommen, ist der Ärger am Ende meist vergessen. Und gute Laune trägt zum Stressabbau bei und regt bestimmte Hirnregionen an, die einen positiven Einfluss auf deine Abwehrkräfte haben. Wenn man dann noch bereit ist, einen Schritt zuzulegen, baut man Muskulatur auf und Fett ab, die Muskeln werden besser mit Sauerstoff und Nährstoffen versorgt und selbst Heißhunger auf Schokolade verschwindet, denn etwa 20 Minuten an der frischen Luft stoßen die Produktion des Glückshormons Serotonin an. Und genau das fehlt einem meistens, wenn man plötzlich meint, man könnte ohne Schoki nicht mehr leben.

Apropos leben: Es ist wissenschaftlich erwiesen, dass Aktivitäten an der frischen Luft lebensverlängernd wirken. Also nichts wie raus!

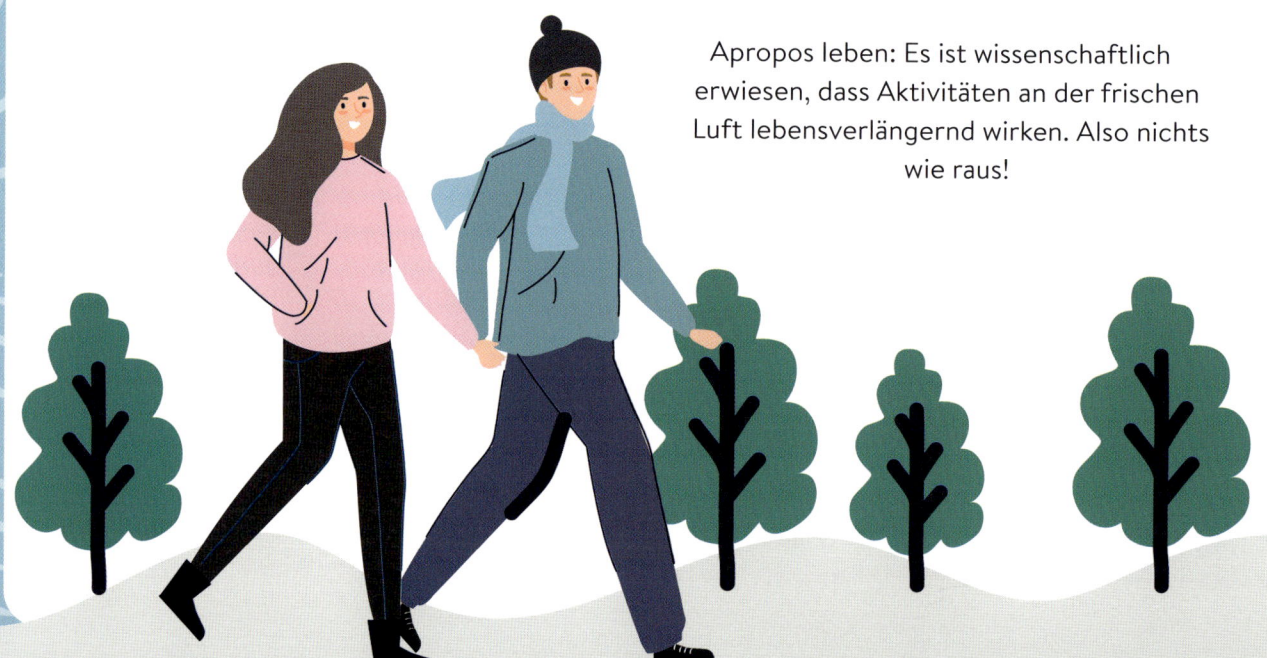

# Bewegter Alltag

Klar, so schön es im Wald ist – manchmal sind die Tage so vollgepackt, dass an einen kleinen Waldspaziergang noch nicht mal zu denken ist. Darum habe ich mir ein kleines Alltagsbewegungsprogramm verordnet, um auch in stressigen Zeiten nicht vollkommen einzurosten:

Wenn es irgend geht, steige ich auf dem Weg zur Arbeit eine Haltestelle früher aus der Straßenbahn aus und gehe die letzten dreihundert Meter zu Fuß. Mein Büro ist im 5. Stock. Wenn ich nicht gerade einen Stapel Ordner bei mir habe, nehme ich vor allem auf dem Weg nach oben konsequent die Treppe. Ist mit Kolleginnen und Kollegen etwas zu besprechen, besuche ich sie möglichst in ihrem Büro, statt ihnen eine Mail zu schreiben oder anzurufen. Und ich gönne mir alle 45 Minuten eine kleine Pause, um mich zu dehnen und zu strecken. Das hilft übrigens auch gut, wenn sich eine bleierne Müdigkeit breitmacht. Und wenn es irgend geht, meide ich in der Pause die Kantine und gehe einmal um den Block, um Frischluft zu tanken – am liebsten natürlich mit einem Kollegen oder einer Kollegin, und esse mein Sandwich auf einer Bank in dem kleinen Park in der Nähe.

Beim Einkaufen wähle ich den Parkplatz, der am weitesten vom Supermarkteingang entfernt ist. Beim Zähneputzen am Morgen mache ich Kniebeugen: Das kräftigt nicht nur die Oberschenkelmuskulatur, sondern schult auch die Koordination und hält so das Hirn auf Trab. Ebenfalls ein guter Alltagsanlass für Kniebeugen ist das Ausräumen der Spülmaschine.

Meine Balance trainiere ich, wann immer ich irgendwo rumstehe und warte. Dann stelle ich mich nämlich einfach auf ein Bein. Klar, das alles ersetzt keinen ausgedehnten Waldspaziergang oder ein Work-out, aber ein bisschen in Schwung bringt es dich doch. Und vielleicht fallen dir ja noch andere Möglichkeiten ein, hier und da ein bisschen mehr Bewegung in deinen Alltag einzubringen.

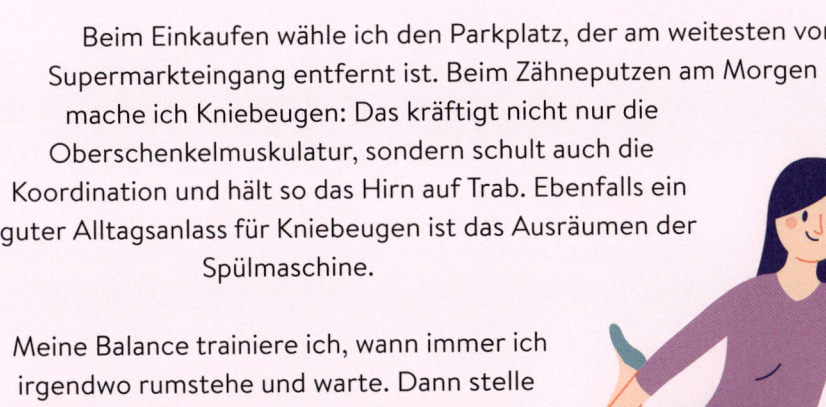

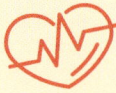

# Ausdauertraining

In der Regel gehe ich rund ums Jahr zwei- bis dreimal in der Woche laufen, wenn es geht, mindestens 30 Minuten. Zugegeben, ich mache das in erster Linie, um vor allem optisch in Form zu bleiben. Früher konnte ich ja essen, was ich wollte, ohne dass irgendwann die Hosen zwickten. Die Zeiten sind leider vorbei, und zum Ausgleich für ausschweifende Schlemmereien gehe ich auf die Laufstrecke.

Allerdings habe ich lange nicht gewusst, *wie* gut das auch meinem Immunsystem tut. Regelmäßiges Ausdauertraining – das kann auch strammes Marschieren oder engagiertes Fahrradfahren, Inline-Skaten oder Trampolinspringen sein – fördert die Durchblutung. Damit wird das Gewebe langfristig deutlich besser mit Nährstoffen und auch Wärme versorgt. Gelingt es dann irgendwelchen Erregern, trotz alles Vorsichtsmaßnahmen die Haut- oder Schleimhautbarriere zu überwinden, können unsere Abwehrzellen schneller an den Ort des Geschehens geschwemmt werden und dort Schlimmeres verhindern. Dass mit Bewegung das Herz-Kreislaufsystem trainiert wird, ist ja auch nicht das Schlechteste. Schließlich hilft das wiederum gegen Bluthochdruck.

# Winterjogging

Es wäre gelogen, würde ich behaupten, dass es mir im Winter immer leichtfällt, mich in die Laufsachen zu werfen und loszutraben. Aber ich schwöre dir, es lohnt sich. Manchmal schaffe ich es schon vor dem Sonntagsfrühstück, meine Runde durch den Wald zu ziehen. Danach schmeckt mir mein Honigbrötchen noch mal so gut.

Wenn es sehr kalt ist, kürze ich meine Strecke auch schon mal ab und trabe nur gute 20 Minuten durch die eisige Winterluft, dafür aber häufiger. So wird es auch von Medizinern empfohlen. Das Aufwärmen erledige ich bei niedrigen Temperaturen oder Schnee und Regen aber schon zu Hause im Warmen, und wenn es glatt ist, turne ich lieber im Wohnzimmer herum.

Übrigens: Im Winter solltest du beim Laufen – wenn du es nicht sowie schon tust – durch die Nase ein- und durch den Mund ausatmen, denn so wird die kalte Luft schon ein wenig vorgewärmt, bevor sie in die Bronchien strömt. Und bei wirklich winterlichen Temperaturen solltest du ein Halstuch oder einen leichten Schal anziehen, dann droht auch kein Halsweh. Anders als im Sommer passiert es im Winter leichter, dass man beim Joggen auch mal in die Dunkelheit gerät oder sogar im Dunkeln losläuft. Achte darum auf jeden Fall darauf, dass deine Laufkleidung mit Reflektoren ausgestattet ist. Ich habe mir außerdem auch noch eine kleine Stirnlampe zulegt, die für wenigstens ein bisschen Licht sorgt.

Zu guter Letzt solltest du unbedingt ausreichend zu trinken, auch wenn man im Winter weniger Durst hat. Die Flüssigkeit benötigt der Körper natürlich trotzdem.

# Gut verpackt bei Eis und Schnee: Winterläufers Outfit

Wer bei Wind und Wetter läuft, braucht natürlich die passende Kleidung. Damit der Sport dir am Ende nicht noch eine Erkältung beschert, ist Lagenlook angesagt. Direkt am Körper solltest du am besten Funktionswäsche tragen, die Feuchtigkeit, also Schweiß, aufnimmt und nach außen ableitet. Darüber kommt dann eine Isolationsschicht, die die von der Funktionswäsche abgeleitete Flüssigkeit zur Außenschicht durchlässt, z. B. ein Fleece oder ein Funktionspullover, und darüber eine atmungsaktive Außenschicht wie eine Softshell-Jacke, die dich vor Wind, Regen und Kälte schützt.

Damit bist du eigentlich ganz gut gerüstet. Wichtig ist, dass du dich nicht zu warm einpackst, dann gerätst du zu sehr ins Schwitzen, und dir wird am Ende doch noch kalt. Wenn dir in den ersten Minuten auf der Strecke noch leicht fröstelst, bist du genau richtig angezogen.

Außerdem rate ich dir zu einer Kopfbedeckung und Handschuhen in atmungsaktiver Qualität, denn bekanntermaßen verliert der Mensch rund 40% seiner Körperwärme über Kopf und Hände. Ich habe mir irgendwann zusätzlich noch ein paar robustere Laufschuhe mit ausgeprägtem Profil gegönnt, mit denen ich auch bei Matsch und Schnee einen sicheren Tritt habe.

Kleiner Tipp: Zum Start der Wintersport-Saison haben Discounter, Kaffeeröster und Co. häufig Funktionskleidung für den Outdoor-Sport im Angebot, sodass du für das Winterjogging kein Vermögen ausgeben musst.

# Winterwunderland

Kalte Winter mit Eis und Schnee haben inzwischen ja eher Seltenheitswert. Aber auch wenn es nicht Stein und Bein friert, sind winterliche Touren durch den Wald ein Abenteuer der besonderen Art, für das auch Kinder gerne das Haus verlassen. Wenn es früh dämmert und Nebel oder Raureif auf den Bäumen liegt, hat die Stimmung beinahe etwas Magisches. Als die Kinder noch kleiner waren, hat es sie manchmal sogar ein bisschen gegruselt, was die Angelegenheit natürlich noch spannender macht. Dazu hebt die Bewegung an der frischen Luft nicht nur die Laune, sondern stärkt auch das Immunsystem.

Haltet doch mal die Augen auf, viele Naturparks haben ein spezielles Winter-Angebot zum Beispiel mit Führungen für Kinder oder abendlichen Wanderungen in der Dämmerung.

# Ausflugsziele
## in der Natur

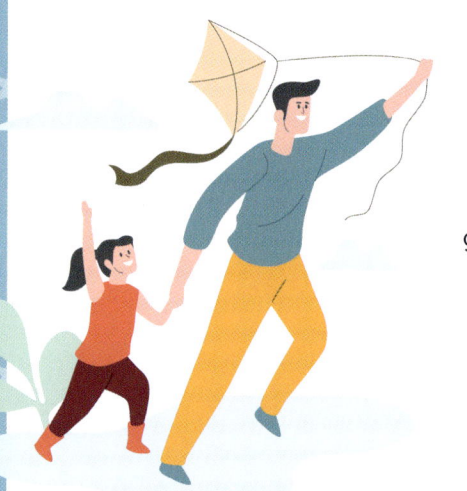

Früher wurden ja häufig nur die Kinder zum Toben rausgeschickt, während die Erwachsenen gemütlich zu Hause saßen, quatschten und dabei die ein oder andere Zigarette rauchten. Also zumindest bei uns zu Hause war das so. Und entsprechend groß war dann auch unser Widerstand, denn gerade als wir älter wurden, wollten wir oft auch lieber vor der Glotze rumhängen als rauszugehen. Und ich habe mir schon damals vorgenommen, es anders zu machen, wenn ich mal Kinder habe.

Ganz hat das natürlich nicht geklappt, aber ich würde sagen, wir sind schon so etwas wie eine Outdoor-Familie, und freie Tage verbringen wir je nach Jahreszeit lieber im Wald oder am See als vor dem Fernseher oder Computer. Zur großen Überraschung unserer Eltern und mancher Familien aus dem Freundeskreis sind die Kinder sogar echte Wandervögel – was sicherlich auch daran liegt, dass wir unsere Touren auch für sie interessant gestalten. Besonders hilfreich ist es, wenn am Ende ein tolles Ziel steht. Die folgenden Sachen sind bei uns besonders gut angekommen:

### Barfußpfad

Sobald sich im Frühjahr die Sonne zeigt und das Thermometer an der 20-°C-Marke kratzt, laufen meine Kinder bis heute am liebsten barfuß rum – wenn es sein muss, auch im Galopp über Kieselsteine. Obwohl ich auch nicht empfindlich bin, kann ich da manchmal gar nicht hinsehen. Egal. Als wir das erste Mal auf einem Barfußpfad waren, waren die beiden einfach hin und weg. Logisch – welchen Kindern macht es denn keinen Spaß, quitsch-quatsch durch eine Lehmgruppe zu spazieren und den Matsch richtig schön durch die Zehen quillen zu lassen und sich beim Gang über das Muschelfeld zu messen. Und durch den unmittelbaren Kontakt mit der Natur, mit kalt und warm, spitz und glatt, werden die Sinne und auch das Immunsystem gefördert und gefordert. Für Erwachsene ist das Ganze wunderbar entspannend – und gleichzeitig eine Art DIY-Fußreflexzonen-Massage. Schau doch einfach mal im Internet nach, wo der nächste Barfuß-Pfad oder -Park bei euch ist.

## Baumwipfelpfad

Weißt du was? Unser erster Spaziergang durch die Baumkronen hat mich mindestens so geflasht wie die Kinder, die den über 1,5 km langen Pfad durch die oberste Etage des Waldes vor lauter Aufregung und Staunen gefühlt mindestens dreimal zurückgelegt haben. Es war einfach unglaublich, mitten durch den Wald zu spazieren und dabei gleichzeitig eine tolle Aussicht zu haben. Und die Treppen hoch zum großen Aussichtsturm haben dann auch noch mal schön den Puls in die Höhe getrieben. Das Ganze war genau die richtige Mischung aus frischer Luft, Bewegung und Abenteuer. Jederzeit wieder, würde ich sagen.

## Trimm-dich-Pfad

Es muss ja gar nicht immer was absolut Spektakuläres sein, was euch und die Kinder in Bewegung bringt. Neulich haben wir meine Schwiegereltern besucht und eine Tour durch den Wald gemacht. Dort wurde unlängst der Trimm-dich-Pfad erneuert, den mein Mann schon als Kind gemeinsam mit seinem Vater absolviert hat. Und unsere Kinder haben sich gekringelt bei der Vorstellung, wie der Opa in seinem blauen Original-70er-Jahre-Trainingsanzug (den er bisweilen heute noch vor dem TV trägt ...) seine Klimmzüge gemacht hat – und es gleich selbst mal ausprobiert. Es ist schon gemein, mit welcher Leichtigkeit Kinder solche Kraftübungen hinkriegen, während unsereins wie ein nasser Sack in den Seilen hängt ... Aber dieses deprimierende Erlebnis hat mich dazu motiviert, an der heimischen Klimmstange ein bisschen zu üben. Vielleicht wird das ja noch mal was.

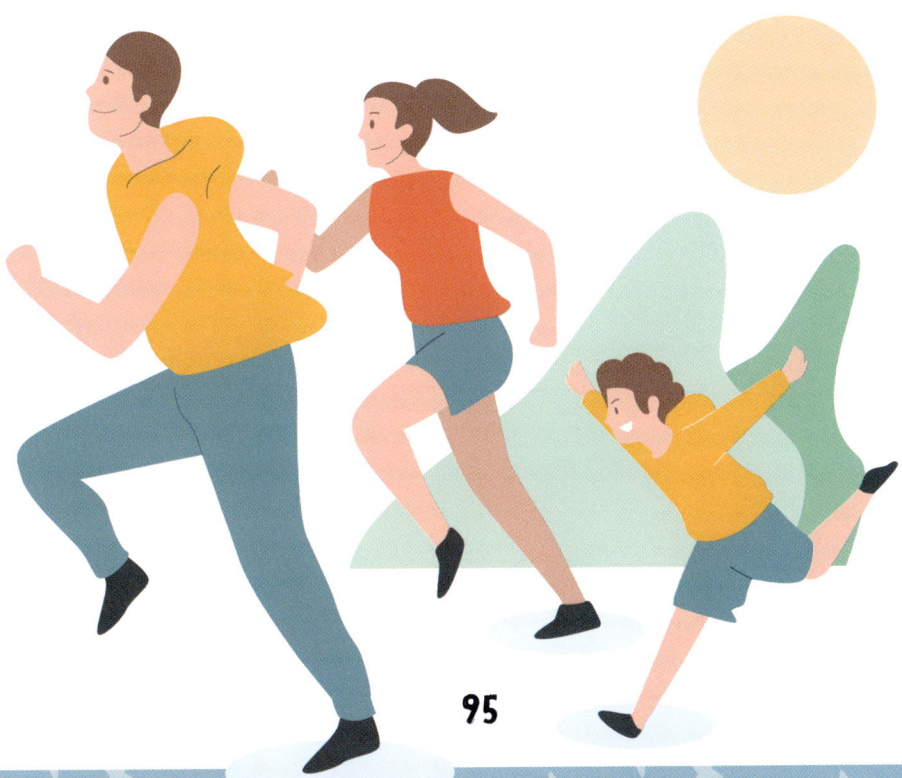

# Bewegungsspiele
## für draußen

Es muss ja nicht immer ein Ausflug sein. Manchmal drücken Kinder sich zu Hause rum und wissen nicht so recht etwas mit sich anzufangen. Meistens ist ein bisschen Bewegung an der frischen Luft (im Garten oder Hof, in der Garageneinfahrt, auf der Spielstraße, im Wald usw.) dann genau das Richtige. Beliebte Spiele für draußen sind ja Fangen und Verstecken. Ich habe euch noch ein paar Alternativen aufgeschrieben.

### Seilspringen

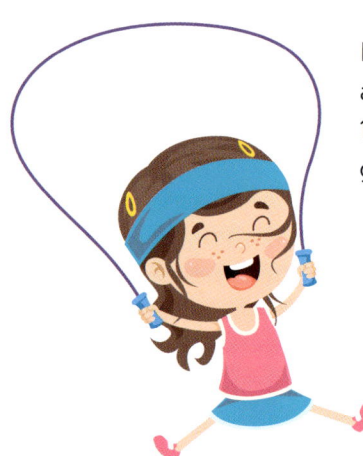

Dieser Sport steht besonders bei meiner Tochter und den Mädchen aus der Nachbarschaft hoch im Kurs. Und ist noch dazu ein 1-A-Konditionstraining. Lustigerweise werden noch dieselben Lieder gesungen wie in meiner Kindheit, darunter auch dieser Klassiker:

Teddybär, Teddybär dreh dich um,
Teddybär, Teddybär mach dich krumm,
Teddybär, Teddybär auf einem Bein,
Teddybär, Teddybär bau ein Haus,
Teddybär, Teddybär zeig dein Fuß,
Teddybär, Teddybär wie alt bist du?

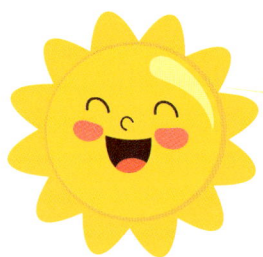

### Fischer, Fischer, wie tief ist das Wasser?

Mit diesem Spiel kann man Kinder wunderbar auf Trab bringen, ohne dass sie sich langweilen. Und schönes Wetter braucht es auch nicht. Allerdings muss man mindestens zu viert sein. Falls du dich nicht mehr an die Spielregeln erinnerst: Einer spielt den Fischer und steht an einem Ende des Spielfelds, am anderen Ende warten die restlichen Mitspieler. Die rufen nun: „Fischer, Fischer, wie tief ist das Wasser?" und der Fischer antwortet mit einer beliebigen Zahl, z. B. „10 Meter". Dann fragen seine Mitspieler als Nächstes: „Und wie kommen wir darüber?" Darauf gibt der Fischer eine Fortbewegungsart vor, zum Beispiel: „Ihr müsst springen, auf einem Bein hüpfen, Gänsefüßchen machen, wie ein Frosch hüpfen, Rad schlagen usw." Und die Mitspieler machen sich in der entsprechenden Gangart auf den Weg, um über die Ziellinie zu kommen, und der Fischer versucht, natürlich in der angegebenen Gangart, möglichst viele von ihnen zu fangen. Alle gefangenen Kinder müssen mit ihm hinter die Startlinie kommen. Nun rufen die übrig gebliebenen Kinder wieder, und die gefangenen Kinder müssen dem Fischer helfen. So spielt man weiter, bis das letzte Kind gefangen wurde. Das spielt dann in der nächsten Runde den Fischer.

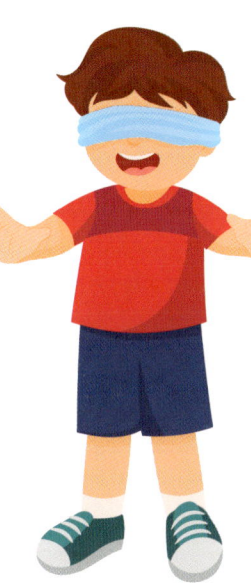

## Auf der Pirsch

Dieses Spiel für den Wald lieben alle Kinder aus der Nachbarschaft. Einem Kind werden die Augen verbunden, und es stellt sich an einen Baum. Nun versuchen die Mitspieler nacheinander, sich von der 3–5 Meter entfernten Startlinie rund um den Baum unbemerkt anzuschleichen. Das Kind mit den verbundenen Augen darf um den Baumstamm herumgehen, sich aber nicht entfernen. Wird ein Mitspieler beim Anschleichen ertappt, muss er zur Startlinie zurück. Dann versucht der nächste Mitspieler, sich möglichst geräuschlos anzuschleichen. Wenn alle es einmal probiert haben, wird der nächste Jäger bestimmt.

## Ast-Mikado

Dieses Waldspiel kann man wunderbar zu zweit spielen. Man braucht dafür mindestens zehn einigermaßen gerade, 20–30 cm lange Ästchen, die man vom Boden aufsammelt – und auf keinen Fall von den Bäumen abreißt oder -schneidet. Wenn ihr genügend Mikado-Ästchen beisammenhabt, sucht ihr euch eine möglichst ebene, glatte Fläche. Dort bündelt ihr die Äste hochkant und lasst sie dann wie Mikadostäbchen fallen. Nun versucht ihr reihum, einen der Äste herauszuziehen, ohne dass die anderen sich bewegen. Wackelt doch ein Ast, ist der Nächste dran.

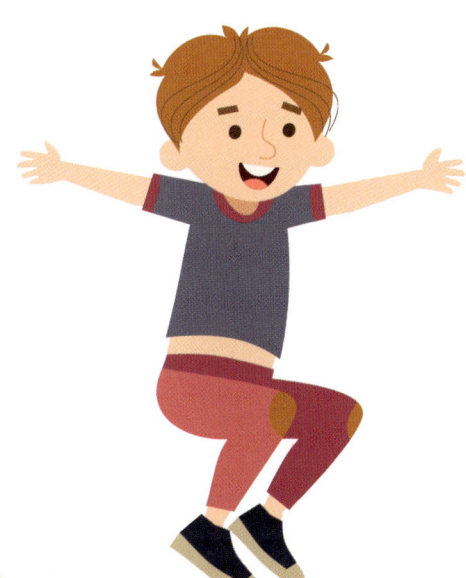

## Zapfenspringen

Sucht euch einen schönen Tannenzapfen, den ihr an eine Schnur bindet. Alle Spieler – bis auf einen – stellen sich im Kreis auf, ein Kind platziert sich mit der Zapfenschnur in die Mitte und schwingt den Zapfen im Kreis. Die Mitspieler müssen nun über die Schnur hüpfen. Wer das nicht schafft und getroffen wird, scheidet aus.

## Kinder an die Luft

Als meine Kinder noch in der Kita und in den ersten Jahren auf der Grundschule waren, war an gemeinsames Joggen – anders als heute – kaum zu denken. Während der Woche ist die Zeit im Winter natürlich meist sowieso zu knapp, um noch größere Aktivitäten im Freien anzufangen. Im November ist es schließlich um fünf Uhr schon zappenduster. Ich habe trotzdem immer versucht, sie noch eine Runde über den Spiel- oder Bolzplatz zu jagen. Bei meinem Sohn eigentlich kein Problem, denn als begeisterter Kicker hängt er bis heute eigentlich immer so lange mit seinen Freunden auf dem Platz ab, bis wirklich kein Ball mehr zu erkennen ist.

Wenn wir im Winter und Herbst im Wald unterwegs sind, lieben die Kinder es bis heute, dort Sachen zu suchen und zu untersuchen, und mein Mann hat sie in den letzten Jahren auch schon erfolgreich in die Kunst des Pilze Sammelns unterwiesen.

Für die Herbst- und Weihnachtsdeko helfen sie mir, nach hübschem Laub, Eicheln und Bucheckern, dekorativen Ästen und schönen Zapfen zu stöbern. Und wenn man dabei Eichhörnchen und Eichelhäher beobachten kann, wie sie ihre Wintervorräte anlegen, kriegt man auch gute Laune.

## Wandermotivation

Als unsere Kinder noch klein waren, konnte ich sie auf den letzten Metern einer Wanderung, wenn die Beine schwerer wurden, immer ganz gut mit Wanderreimen motivieren, zum Beispiel mit diesem Klassiker:

Und eins – und zwei – und drei –
und vier – und fünf – und sechs –
und sieben – und acht – und neun und zehn,
ein Hut, ein Stock, ein Regenschirm.
Und vorwärts, rückwärts, seitwärts ran,
Hacke, Spitze, hoch das Bein ...
(und wieder von vorne).

Dabei wird bis „Regenschirm" gegangen, dann bleibt man stehen und macht nach, was der Reim vorgibt. So kommt zwar nicht rasend schnell voran, aber es lenkt die Kinder eine Weile davon ab, dass sie eigentlich „gar, gar, gar keine" Lust mehr haben zu laufen.

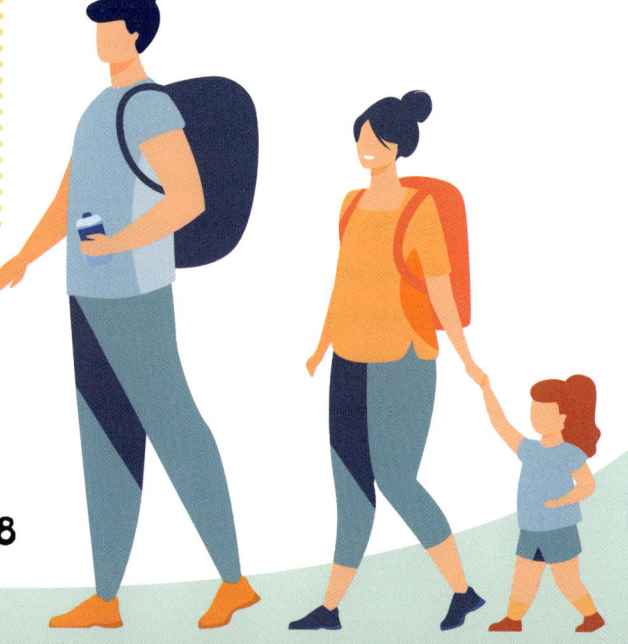

# Stellt euch der Herausforderung

Challenges sind ja schwer in Mode. Die einen misten ihren Kleiderschrank aus und kaufen ein Jahr lang nichts Neues, die anderen leben einen Monat ohne Fleisch oder Alkohol … Been there, done that. Mein jüngstes Projekt sind 5 Stunden Sport in der Woche. Zwei davon verbringe ich mit meinen Joggingrunden, aber ich wollte auch mal was anderes machen. Und da ich Herausforderungen liebe, turne ich nun auf der Terrasse oder bei schlechtem Wetter im Wohnzimmer einer ziemlich durchtrainierten Dame im Internet hinterher, die es besonders auf meine Problemzonen abgesehen hat. Ziemlich anstrengend und definitiv nichts für Untrainierte. Aber so was gibt es auch in Anfänger-Versionen. Ich finde diese Programme vor allem gut, weil sie einen auf Ideen für neue Übungen bringen. Und nach einem Monat kann man echt auch Ergebnisse sehen.

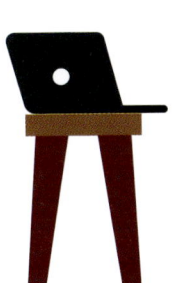

# Freiwilliges Bootcamp

Mein Mann und mein Sohn brauchen eher die direkte Ansprache, wenn sie sich mit Kraft- und Ausdauerübungen in Form bringen. Darum gehen die beiden bei Wind und Wetter zum Outdoor-Sport, wo sie unter Anleitung ihres „Drill-Instructors" ihre Körper stählen. Eine tolle Sache – wenn man es mag. Für das Immunsystem sind die Frischluft-Trainingseinheiten ein Segen und verringern das Erkältungsrisiko deutlich. Das Herz pumpt tüchtig Blut durch den Körper und aktiviert damit die Abwehrkräfte.

Aber Achtung: Wenn man bei winterlichen Temperaturen draußen trainiert, muss man gut aufpassen, dass man sich der Plackerei nicht verkühlt, denn während das Immunsystem beim Training voll auf dem Quivive ist, ist es im Anschluss damit beschäftigt „aufzuräumen": Zerstörte Zellen müssten abtransportiert, feine Risse in den Mikrostrukturen des Muskelgewebes repariert und verschlissene Gewebeteilchen ersetzt werden. Für die Abwehr von Erregern bleiben dann kaum noch Kapazitäten, und den Eindringlingen sind Tür und Tor geöffnet. In der Fachsprache bezeichnet man diese Situation als „Open-Window-Effekt". Aber keine Angst, dagegen ist ein Kraut gewachsen.

# Stopp den Open-Window-Effekt!

Wenn du im Winter draußen trainierst, kann der Open-Window-Effekt dich unter Umständen härter treffen als an einem lauen Sommertag.

Darum solltest du dir nach dem Training so bald wie möglich trockene und warme Kleidung anziehen und dich möglichst bald auf den Heimweg machen. Zu Hause nimmst du dann am besten eine schöne heiße Dusche und trocknest dir die nassen Haare, bevor du zum gemütlichen Teil des Tages übergehst.

Du hast beim Sport sicherlich ordentlich geschwitzt und tüchtig Kalorien verbrannt, darum solltest du nun den Flüssigkeitsverlust ausgleichen – mit Wasser oder einer dünnen Saftschorle – und etwas essen. Pass auf, dass es nicht zu fett ist. Iss lieber etwas mit Kohlehydraten und Eiweiß, z. B. Pellkartoffeln mit Kräuterquark. Außerdem rate ich dir davon ab, nach einer harten Trainingseinheit noch auszugehen, dein Körper braucht nämlich nun Schlaf zur Regeneration und keine Menschenansammlungen und Alkohol. Schließlich ist morgen ja auch noch ein Tag.

# Krafttraining

Ich kenne ja eine ganze Reihe Leute, die sich beim besten Willen nicht für Ausdauersportarten erwärmen können und lieber im Studio Gewichte stemmen. Abgesehen davon, dass es am sinnvollsten ist, bei Bewegung auf Abwechslung zu setzen und auch als Kraftsportler ab und an mal eine kleine Ausdauereinheit einzulegen, ist Krafttraining keinesfalls schädlich für das Immunsystem. Im Gegenteil. Wenn du deine Muskeln belastest, bringt das verschiedene Reaktionen im ganzen Körper in Gang, dein Immunsystem und dein Stoffwechsel werden angeregt, und dein Körper antwortet mit der Ausschüttung von entzündungshemmenden Botenstoffen. Außerdem steigt unter der Muskelbelastung der Adrenalinspiegel, was wiederum die Bildung von Immunzellen stimuliert. Dranbleiben lohnt sich auch hier auf jeden Fall, denn je besser du in Form kommst, desto stärker und effektiver wird deine Körperabwehr. Wer also regelmäßig und in Maßen Kraftsport macht, wird messbar viel seltener von Erkältungen geplagt als eingefleischte Couchpotatos.

# Sport
## mit Alltagsgegenständen

Um deine Muskeln in Form zu bringen, musst du nicht unbedingt ins Fitnessstudio oder Bootcamp. Wenn du absolut keine Lust hast, das Haus zu verlassen, kannst du zu Hause mit dem eigenen Körpergewicht, Hanteln, Gummibändern und Bällen trainieren. Außerdem lässt sich das heimische Mobiliar zum Fitnessgerät umfunktionieren.

Wenn du beim Stichwort Stuhlgymnastik spontan an beschauliche Bewegungseinheiten im Altersheim denkst, liegst du ziemlich daneben: Ein Stuhl ist, sofern er ausreichend stabil ist und nicht kippelt, ein tolles Fitnessgerät.

Eine ziemlich effektive Übung ist die **Stuhlbrücke**. Dazu legst du dich vor den Stuhl. Die Fersen liegen auf der Sitzfläche, mit dem Po rückst du bis an die vorderen Stuhlbeine heran. Jetzt spannst du deine Körpermitte, also die Core-Muskulatur, an und hebst die Hüfte so weit in die Höhe, dass eine gerade Linie (diagonal zum Boden) von den Knien bis zur Brust entsteht. Dann legst du deinen Po langsam wieder ab. Ich finde, die Übung hat es ganz schön in sich. Mein Mann lässt übrigens die Füße auf dem Boden und legt sich dafür ein Sixpack Bier auf den Unterbauch, um den Schwierigkeitsgrad zu erhöhen.

$\Longrightarrow$

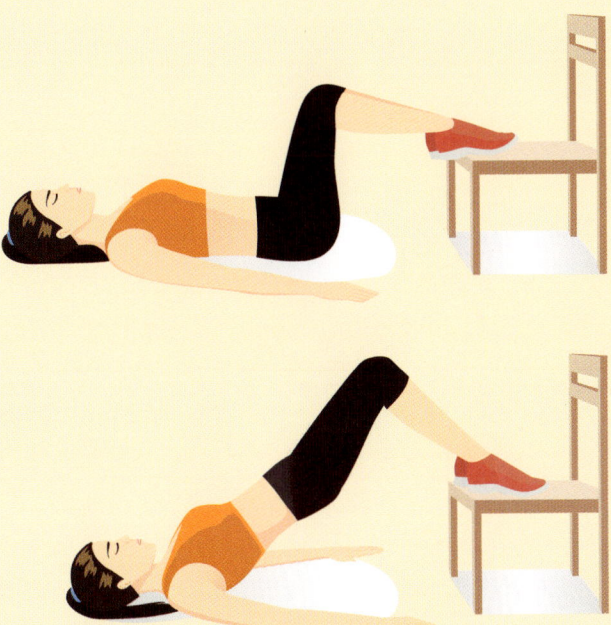

Auch nicht von schlechten Eltern sind **Knee-Lifts**. Dazu setzt du dich gerade und aufrecht auf den Stuhl, wobei lediglich deine Fußspitzen den Boden berühren. Umfasse mit den Händen die Rückenlehne. Nun spannst du deine Körpermitte an und hebst du die Knie so weit hoch wie möglich, dann tippst du mit den Zehenspitzen auf der rechten Seite des Stuhls auf den Boden, hebst die Knie wieder an und führst sie über die Mitte auf die linke Seite des Stuhls, wo du wieder mit den Zehen auf den Boden tippst. Dann kommst du zurück zur Mitte, berührst kurz den Boden und fängst den Zyklus von vorne an.

Die guten alten **Push-ups** dürfen hier natürlich nicht fehlen. Greife mit den Händen um die Außenkanten der Sitzfläche und geh dann mit den Füßen einige Schritte nach hinten, bis dein Körper vom Scheitel bis zur Sohle eine gerade Linie bildet. Und dann kann es auch schon losgehen mit den Liegestützen, wie Push-ups bis vor Kurzem noch hießen.

Die vierte Übung, bei der man leicht mal ein bisschen aus der Puste kommt, sind **Ausfallschritte**, bei denen du dich an der Rückenlehne des Stuhls festhalten kannst, wenn das mit dem Gleichgewicht noch nicht so recht klappen will. Los geht's: Stell dich so neben den Stuhl, dass du im rechten Winkel zu dessen Rückseite stehst. Das „stuhlnahe" Bein platzierst du direkt neben den Stuhl, mit dem anderen machst du nun einen Ausfallschritt nach hinten. Beide Füße zeigen dabei gerade nach vorne. Nun gehst du so in die Knie, dass beide Beine einen 90-Grad-Winkel bilden. Achte dabei darauf, dass das vordere Kniegelenk über dem Fußgelenk bleibt. Es sollte weder nach vorne noch zur Seite wegknicken. Dann drückst du dich per Muskelkraft wieder nach oben. Wer Schwierigkeiten mit dem Gleichgewicht hat, legt eine Hand auf den Stuhl. Aber Achtung, nicht darauf stützen. Es handelt sich hier um eine Übung für die Beinmuskulatur.

Und steht bei euch im Keller vielleicht noch ein Skateboard rum? Dann habe ich eine tolle Bauchübung für euch: Einfach in den Liegestütz gehen, Füße auf dem Brett platzieren und die Beine ran- und wieder wegrollen. Meine Kinder lieben die Übung, um ein bisschen Quatsch zu machen, und meinem Mann hat sie wirklich ansehnliche Bauchmuskeln beschert.

Fast schon ein Klassiker sind ja mit Wasser gefüllte PET-Flaschen als Hantelersatz für Übungen wie Seitheben oder Armbeugen, für ganz Sportliche auch in Kombination mit Ausfallschritten oder Kniebeugen.

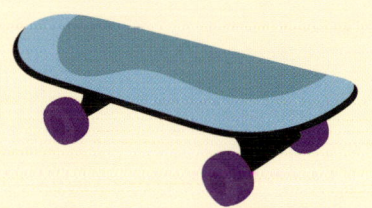

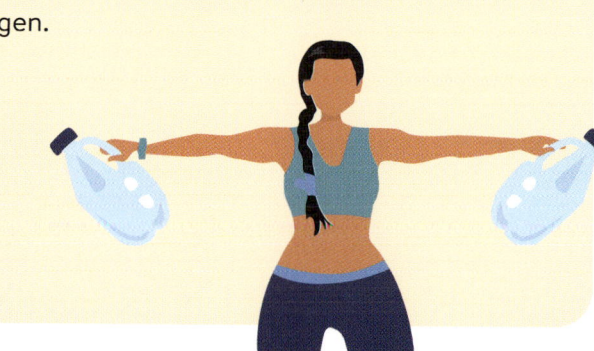

# Praktische Sportgeräte für zu Hause

Außerdem gibt es diverse Fitnessgeräte in handlicher Ausführung für den Privathaushalt. Eine der lohnendsten Sportinvestitionen der letzten Jahre war bei uns eindeutig unsere Klimmstange für den Türrahmen. Während mein Mann und mein Sohn dort kräftig ihre Armmuskeln trainieren, übt meine Tochter daran mit Leidenschaft Felgauf- und -umschwung. Und ich stehe so was von beeindruckt daneben. Ist zugegebenermaßen nämlich alles nichts für mich.

Dafür bin ich – wie meine Tochter – ein großer Fan des Wackelbretts oder Balanceboards, das bei Nichtgebrauch einfach unter dem Sofa verschwindet. Mal stelle ich mich mit einem Bein drauf, um das Gleichgewicht zu trainieren, mal versuche ich mich auch an einer Standwaage. Ebenfalls effektiv sind Kniebeugen oder Liegestütze auf dem Wackelbrett. Aber das sind nur meine persönlichen Favoriten, im Internet findest du wirklich viele Anregungen dafür, was man mit dem Wackelbrett so anstellen kann.

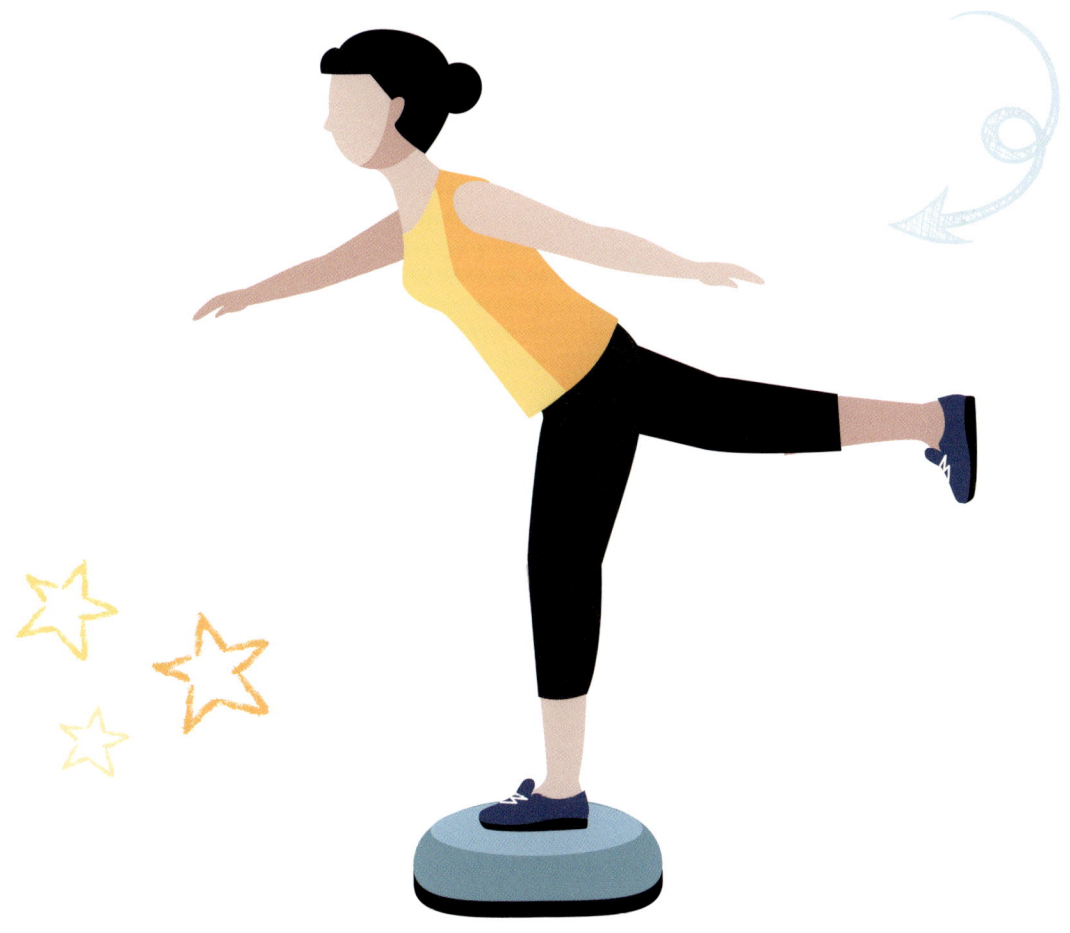

# Wohnzimmer-Olympiade

Klar, normalerweise finden die großen Sportevents im Sommer statt. Doch bei uns gibt es an verregneten Novembernachmittagen durchaus auch einmal einen sportlichen Wettbewerb, der den Kreislauf ordentlich auf Trab bringt, unausgelastete Kinder ablenkt und natürlich viel Spaß macht. Was die Erfindung von Disziplinen angeht, sind der Freiheit keine Grenzen gesetzt. Die folgenden mögen wir am liebsten.

## Winter-Boccia

An einem total verregneten Wochenende irgendwann im letzten Jahr ist unsere Tochter im Keller verschwunden, um aus lauter Sehnsucht nach Sommer, Sonne, Sonnenschein in unserer Strandausrüstung rumzuwühlen, und mit unserem Boccia-Set zurückgekommen. Da an ein Open-air-Turnier auch für hartgesottene Frischluft-Fanatiker nicht zu denken war, haben wir kurzerhand unseren großen Wohnzimmerteppich zum Boccia-Platz umfunktioniert. Und viel Spaß gehabt. Eine großartige Bewegungseinheit war das zwar nicht, aber wir sind auch nicht zu Couchgemüse geworden.
Passend dazu gab es dann zum Abendessen auch noch Pizza, und ich habe mit meiner Italien-Playlist zusätzlich für Urlaubsgefühle gesorgt.

## Papierkorb-Basketball

Für ein kleines Indoor-Basketballtraining braucht ihr nur einen Soft- oder Plastikball und einen leichten Papierkorb, den ihr vorübergehend in Kopfhöhe an der Wand fixiert. Dann bestimmt ihr eine Abwurfpunkt, von dem aus ihr auf den Korb werfen wollt. Bei beträchtlichen Größenunterschieden zwischen den Mitspielern ist es empfehlenswert, die Korbhöhe anzupassen, sonst droht Ärger wegen „unfair" – ich spreche da aus Erfahrung.

## Hüpfen wie ein Frosch

Meine Kinder finden es urkomisch, wenn ich versuche, wie ein Frosch möglichst schnell durch unseren langen Hausflur zu hüpfen. Und ich finde es anstrengend. Aber egal. Es bringt auf jeden Fall Bewegung in die Bude. Bei uns ist im Flur nicht ausreichend Platz, um dort gegeneinander anzutreten, also arbeiten wir mit der Stoppuhr. Aber Ausscheidungsrennen machen sicherlich auch Spaß. Übrigens: Ich bin inzwischen beinahe chancenlos gegen die Kinder, und mein Mann besiegt unseren Sohn auch nur noch an guten Tagen.

## Alles anders machen ...

... am besten zu Musik. Kennst du das Spiel noch aus deiner Kinderzeit? Wir haben das extrem gerne und teilweise stundenlang gemacht. Einer ist der Vorturner und gibt den anderen vor, wie sie sich bewegen sollen. Aber Obacht, damit es nicht langweilig wird, müssen sie immer das Gegenteil von dem machen, was er gerade tut: Springt er in die Höhe, gehen die anderen in die Knie, hebt er das Bein, heben sie den Arm. Wenn man das eine ganze Weile lang macht, hat man fast so was wie eine kleine Sporteinheit hinter sich – und eine Menge Spaß.

## Treppenspurt

Neulich haben wir alle uns einer sportlichen Herausforderung der besonderen Art gestellt und uns bei einer Treppenchallenge gemessen. Ausgetragen haben wir sie auf unserer Kellertreppe. Jeder hatte fünf Minuten Zeit – natürlich mit der Stoppuhr gemessen –, die Treppe so oft wie möglich runter- und wieder raufzulaufen. Mein Mann hat wenig überraschend gewonnen, gefolgt von unseren Kindern, ich war das Schlusslicht. Und der Kreislauf war bei allen so richtig in Schwung.

## Let's twist again

Wenn ihr ausreichend Platz habt, könnt ihr das Wohnzimmer auch zur Gummitwist-Arena machen. Wenn nicht ausreichend Leute da sind, um das Gummi zwischen den Beinen aufzuspannen, tun es auch zwei einigermaßen schwere Stühle. Ich erinnere mich, dass ich als Kind stundenlang alleine komplizierte Sprungkombinationen geübt habe, mit denen ich dann auf dem Schulhof angeben konnte.

## Tanzt euch glücklich und gesund

Beim Tanzen schüttet der Körper Dopamin und Endorphin aus – Hormone, die glücklich machen. Noch dazu kommt der Kreislauf in Schwung, Verspannungen werden gelöst, der Kortisolwert sinkt und Stress verschwindet. Optimale Bedingungen also für ein funktionierendes Immunsystem. Darum tanzen wir alle zusammen auch mal gerne wie wild durchs Wohnzimmer, wenn es draußen Bindfäden regnet – Headbanging inklusive.

105

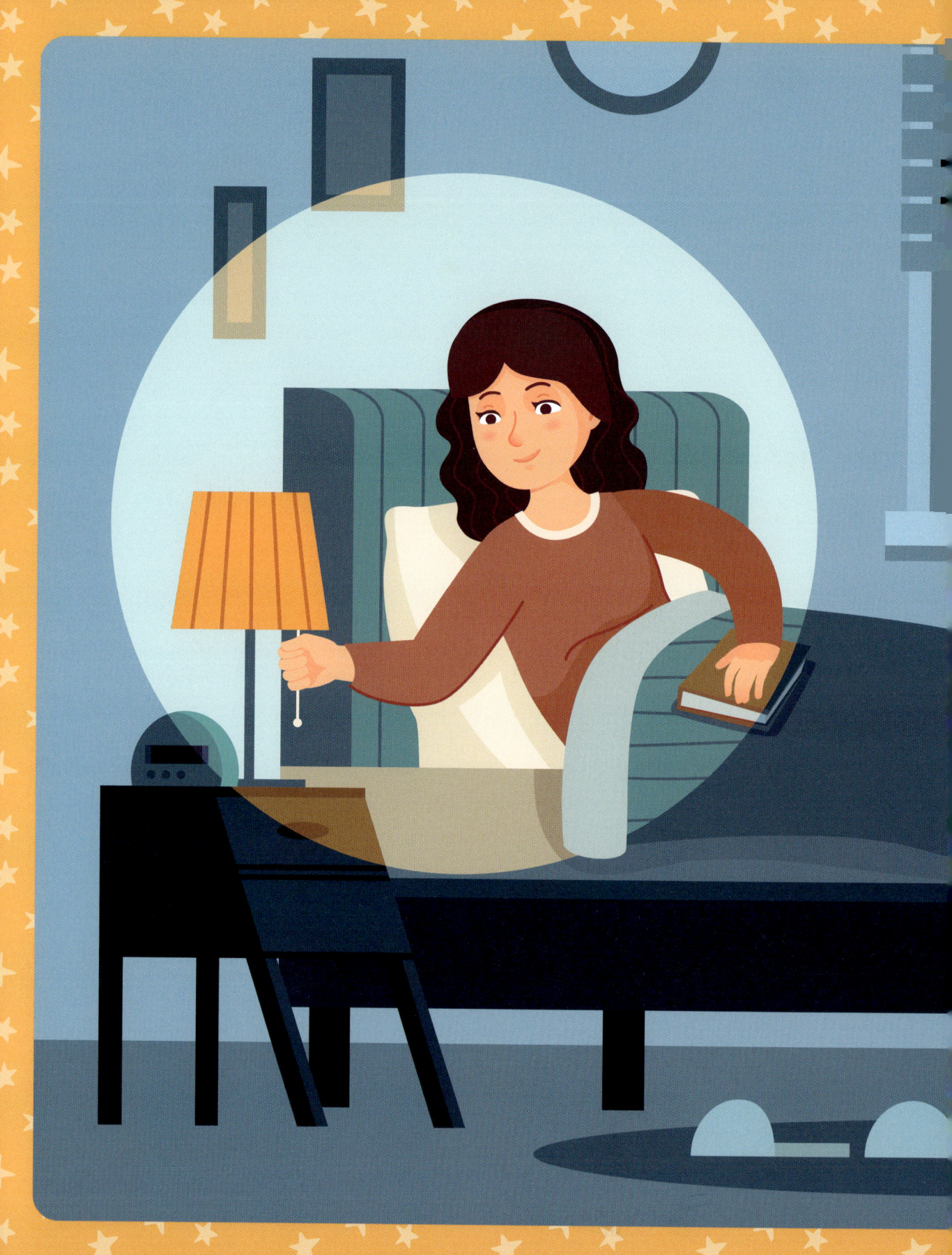

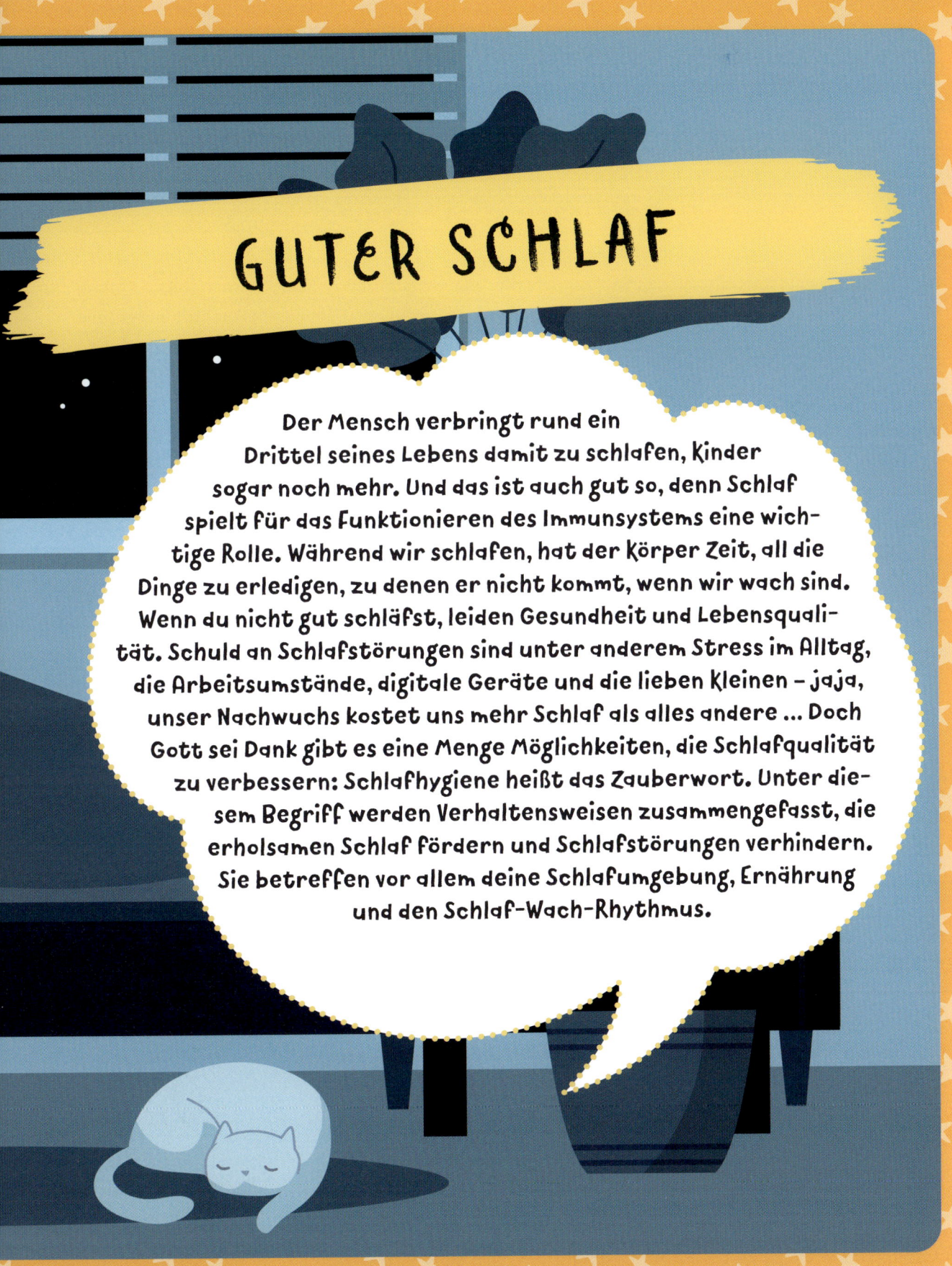

# GUTER SCHLAF

Der Mensch verbringt rund ein Drittel seines Lebens damit zu schlafen, Kinder sogar noch mehr. Und das ist auch gut so, denn Schlaf spielt für das Funktionieren des Immunsystems eine wichtige Rolle. Während wir schlafen, hat der Körper Zeit, all die Dinge zu erledigen, zu denen er nicht kommt, wenn wir wach sind. Wenn du nicht gut schläfst, leiden Gesundheit und Lebensqualität. Schuld an Schlafstörungen sind unter anderem Stress im Alltag, die Arbeitsumstände, digitale Geräte und die lieben Kleinen – jaja, unser Nachwuchs kostet uns mehr Schlaf als alles andere ... Doch Gott sei Dank gibt es eine Menge Möglichkeiten, die Schlafqualität zu verbessern: Schlafhygiene heißt das Zauberwort. Unter diesem Begriff werden Verhaltensweisen zusammengefasst, die erholsamen Schlaf fördern und Schlafstörungen verhindern. Sie betreffen vor allem deine Schlafumgebung, Ernährung und den Schlaf-Wach-Rhythmus.

# Schlaf –
## immer noch ein Rätsel

Erstaunlicherweise sind in Sachen Schlaf in wissenschaftlicher Sicht bis heute viele Fragen offen. Man weiß einfach nicht genau, was Schlaf ist. Oberflächlich betrachtet bedeutet Schlafen, langsam wegzudämmern und dann ein paar Stunden lang nichts mitzubekommen. Man ist also in einer Art Stand-by-Modus, den es im Übrigen auch in der Tier- und sogar Pflanzenwelt gibt. Blumen z. B. schließen zur Nachtruhe ihre Blüten, Fledermäuse hängen kopfüber von der Decke, sogar Fische schlafen. Ganz verrückt finde ich, dass Zugvögel auf ihren Flügen zwischen den Kontinenten mit einem Auge wachen und mit dem anderen schlafen. Ziemlich praktisches Feature, würde ich sagen.

Wissenschaftlich gesehen ist Schlafen ein regelmäßig wiederkehrender, veränderter Bewusstseinszustand. Typisch für diesen Zustand ist eine reduzierte Interaktion mit unserer Umgebung. Außerdem sind während des Schlafes die sensorischen Funktionen des Körpers (unsere Sinne) und die willkürlichen Muskelbewegungen (also alles, was wir mit unseren Muskeln bewusst und mit Absicht tun) gehemmt.

Im Rahmen von wissenschaftlichen Versuchen hat man herausgefunden, dass der Mensch selbst erstaunlicherweise nicht unterscheiden kann, ob er gerade schläft oder wach ist. Denn merkwürdigerweise kommt es im Schlaflabor, also dort, wo Forscher versuchen, dem Schlaf auf die Schliche zu kommen, durchaus mal vor, dass Menschen, die gerade geschlafen haben und dann geweckt wurden, behaupten, dass sie gar nicht geschlafen hätten. Man kann zwar anhand bestimmter Signale vermuten, dass eine Person eingeschlafen ist, aber darüber, wie der Einzelne diesen Zustand wahrnimmt, kann die Wissenschaft nichts sagen. Wer hätte das gedacht, das Schlafen so eine mystische Angelegenheit ist.

# Das passiert,
## wenn du zu wenig schläfst

Wer zu wenig schläft, kann sich nicht gut konzentrieren. Ich beobachte das oft genug an mir selbst: Wenn die Nacht zu kurz war, kann ich mich bei der Arbeit kaum konzentrieren. Und die Lehrerinnen und Erzieher aus meinem Bekanntenkreis können ein Lied davon singen, wie schwierig es ist, Kindern, die montags mit einem Schlafdefizit aus dem Wochenende kommen, etwas beizubringen oder sie sinnvoll zu beschäftigen.

Und neben der Konzentration steht es auch mit der Laune nicht zum Besten, wenn man nicht genug geschlafen hat. Wenn man mir die Nachtruhe stiehlt, bin ich viel leichter genervt, und die Kinder können mich schon mit der kleinsten Kleinigkeit auf die Palme bringen. Ich fühle mich dann so, als würde ich unter einer Glocke stecken. Nachdenken und mir Dinge merken kann ich dann gar nicht. Es gibt also viele gute Argumente dafür, nachts ausreichend zu schlafen.

### Schlaf macht gesund

Eine erholsame Nachtruhe stärkt die Abwehrkräfte und trägt wesentlich dazu bei, dass du gesund bleibst, denn so richtig auf Touren kommt das Immunsystem erst, wenn der Körper ruht. Und es hat einen kleinen Trick, dich in die Federn zu treiben. Damit du die richtige Bettschwere bekommst, schüttet es Botenstoffe, sogenannte Zytokine, aus, die dich müde machen. Diese Zytokine machen dich auch so müde, wenn du krank bist.

Selbst wenn du gesund bist, braucht das Immunsystem Nacht für Nacht ungefähr fünf Stunden, um deine Abwehrkräfte wieder auf Vordermann zu bringen. In dieser Zeit transportiert es abgetötete Erreger ab und bildet neue Antikörper. Wenn du dann und wann mal zu wenig schläfst, ist das natürlich kein Beinbruch, aber langfristiger Schlafentzug macht dich sehr anfällig für Infekte. Wissenschaftler haben in einem Experiment einmal ausprobiert, was passiert, wenn man Ratten einfach gar nicht schlafen lässt, und die Tiere sind nach zweieinhalb Wochen an Erschöpfung gestorben. Ohne Schlaf kann man also nicht leben.

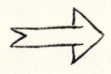

109

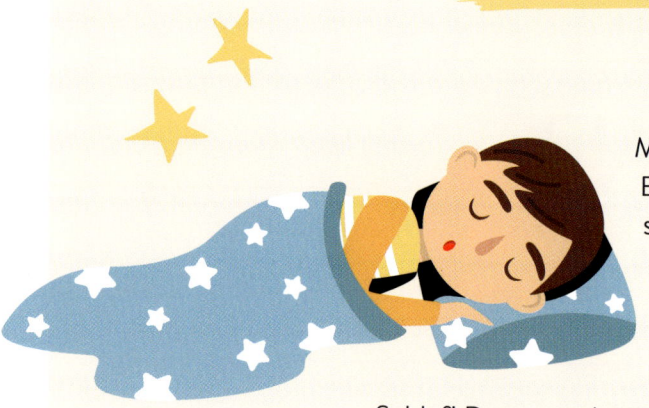

## Schlaf macht groß

Man kennt das ja: Kinder sind abends, wenn sie ins Bett sollen, eigentlich nie müde. Auch wenn ihnen schon im Stehen die Augen zufallen. Bei meinen ist das wenigstens so. Doch es gibt ein Argument, mit dem man sie nach meiner Erfahrung ganz gut überreden kann, den Kampf gegen den Schlaf aufzugeben: Man wächst nur im Schlaf! Denn nur dann, wenn Ruhe eingekehrt ist, produziert der Körper den Stoff, der kleine Leute groß macht. Somatropin heißt diese Wundermittel und ist ein Wachstumshormon. Bei Kindern lässt es alles wachsen, bei Erwachsenen vor allem Haut, Haare und Fingernägel. Außerdem sorgt es dafür, dass Wunden heilen. Hergestellt wird der kostbare Stoff in der Hirnanhangdrüse, und das im Wesentlichen in der ersten Nachthälfte, wenn die Tiefschlafphasen besonders intensiv sind.

## Schlaf macht klug

Von außen betrachtet passiert ja nicht viel, wenn man schläft. Stimmt aber gar nicht. Denn während wir selig schlummern, wird im Gehirn ordentlich aufgeräumt und sortiert: Unwichtiges kommt weg, Wichtiges wird abgespeichert. Die Empfehlung meiner Großmutter, in der Nacht vor der Klassenarbeit das Schulbuch unter das Kopfkissen zu legen, war also gar nicht so abwegig. In der Nacht speichert das Hirn das, was man über Tag so hineingeschaufelt hat, langfristig ab. Darum ist es auch so wichtig, dass man besonders in Lernphasen viel schläft.

Der Ort, an dem dein Hirn die Eindrücke des Tages kurzfristig zwischenlagert, ist übrigens der Hippocampus, und in der Nacht, wenn dein Körper sich ausruht, wird das, was erinnerungswürdig erscheint, in die Großhirnrinde übertragen, wo das Langzeitgedächtnis sitzt.

## Schlaf macht schön

Meine Mutter spricht bis heute von ihrem „kleinen Schönheitsschlaf", wenn sie sich nach dem Mittagessen zu einem kleinen Nickerchen zurückzieht. Und recht hat sie: Wer nicht genug schläft, muss mit Ringen unter den Augen, angeschwollenen Tränensäcken und fahler Haut rechnen. Und wird, das ist wissenschaftlich erwiesen, von seinem Umfeld als weniger attraktiv wahrgenommen. Also ab ins Bett.

# SOS-Erkältungstipp

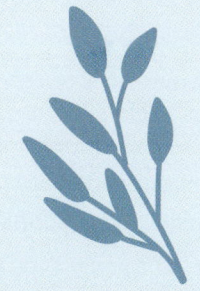

## Wohltuendes Badeöl

Viel Ruhe und sich warm halten – das sind die besten Mittel bei den ersten Anzeichen einer Erkältung. Da hilft vor dem Schlafengehen natürlich ein wohltuendes Bad mit ätherischen Ölen. Am besten du hast im Herbst und Winter immer etwas Badeöl vorrätig, damit es dich nicht kalt erwischt. Hier findest du eine Anleitung mit der du dir selbst ein entspannendes Badeöl mischen kannst:

### Zutaten

30 g Mandelöl
30 g Traubenkernöl
30 g Aprikosenkernöl
15 g Mulsifan
4 g Ätherisches Öl
   Eukalyptus
4 g Ätherisches Öl Zeder
2 g Parfümöl Orange
etwas grüne Lebensmittel-
   farbe

1 Alle Zutaten abwiegen und bereitstellen.

2 Mandelöl, Traubenkernöl und Aprikosenkernöl in eine saubere Glasflasche oder einen Salatdressing-Shaker geben. Mulsifan hinzufügen und verschließen. Das Ganze kräftig schütteln.

3 Nun die Duftkomponenten und die Farbe dazugeben. Nochmals richtig gut schütteln.

4 In ein hübsches Gefäß mit Deckel umfüllen. Vor dem nächsten Baden kurz aufschütteln und dann ins wohltemperierte Badewasser geben.

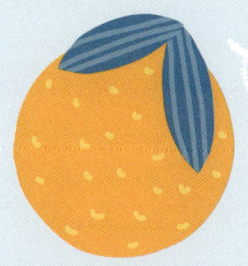

# Die optimale Schlafdauer ...

... ist genetisch bedingt. Durchschnittlich schlafen wir Menschen rund sieben Stunden, zwei Stunden mehr oder weniger liegen aber ebenfalls noch im Bereich des Normalen. Außerdem entscheiden die Gene auch noch mit, ob man lieber früh ins Bett geht und bei Sonnenaufgang aus den Federn hüpft oder eher die Nacht zum Tag macht und morgens nicht aus dem Bett kommt. Allerdings spielen in dieser Frage auch die Lebensumstände eine einigermaßen wichtige Rolle – Stichwort „Macht der Gewohnheit".

Aus Sicht der Wissenschaft ergibt sich je nach Alter folgender Schlafbedarf:

- ⋯→ Neugeborene bis 3 Monate: 14–17 Stunden
- ⋯→ Babys von 4 bis 11 Monaten: 12–15 Stunden
- ⋯→ Kleinkinder von 1 bis 2 Jahren: 11–14 Stunden
- ⋯→ Kinder von 3 bis 5 Jahren: 10–13 Stunden
- ⋯→ Kinder von 6 bis 13 Jahren: 9–11 Stunden
- ⋯→ Teenager von 14 bis 17 Jahren: 8-10 Stunden
- ⋯→ Erwachsene von 18 bis 64 Jahren: 7–9 Stunden
- ⋯→ Erwachsene ab 64 Jahren: 7–8 Stunden

Neulich habe ich gelesen, dass der durchgehende Nachtschlaf eine ziemlich neue „Erfindung" ist. Früher schliefen die Menschen nämlich eher in Abschnitten. Wer wach war, stand auf, auch in aller Frühe. Und wenn man dann irgendwann wieder müde wurde, legte man sich einfach wieder ins Bett, um sich noch eine Mütze Schlaf zu gönnen. Während der Industrialisierung im 19. Jahrhundert hat sich das dann geändert, denn die Fabriken sollten durchgehend laufen, um möglichst effizient produzieren zu können. Entsprechend wurde durchgehend in mehreren Schichten gearbeitet – und eben auch geschlafen.

# Über kurz oder lang, früher oder später

Es ist übrigens nicht unbedingt so, dass Langschläfer wie etwa mein Mann und mein Bruder automatisch besser schlafen als Kurzschläfer. Man könnte zwar meinen, dass viel Schlaf dem Körper auch entsprechend viel Zeit gibt zu entgiften und das Immunsystem auf Vordermann zu bringen. Ist aber nicht unbedingt so. Entscheidend für die Qualität des Schlafes ist der Anteil des Tiefschlafes, also die Zeit, in der im Körper aufgeräumt und aufgerüstet wird. Man hat herausgefunden, dass Menschen, die von Natur aus mit wenig Schlaf auskommen, ähnlich viel Tiefschlaf haben wie notorische Langschläfer und darum in Sachen Gesundheit auf der sicheren Seite sind. Es ist außerdem weniger wichtig als gedacht, ob wir mit den Hühnern ins Bett gehen oder es eher mit den Eulen halten – solange der wichtige tiefe Reparaturschlaf nicht zu kurz kommt, ist alles in Ordnung.

# Die Schlafphasen

Für mich fühlt es sich zwar oft so an, als würde ich mich abends ins Bett legen, die ganze Nacht ohne große Zwischenfälle wie ein Stein schlafen und dann wieder aufwachen. Von den Schlafphasen merke ich so gut wie nichts – aber es gibt sie.

Es fängt mit dem Einschlafen an. In dieser fünf bis zehn Minuten langen Phase kommen einem oft ziemlich abgefahrene Gedanken und Bilder in den Sinn. Als meine Kinder noch im Vorlesealter waren, bin ich bei der Gute-Nacht-Geschichte gerne mal weggedämmert – und habe dabei ziemlich wirre Vorlesesequenzen eingebaut, die die Kinder schlicht zum Piepen fanden. Das zweite Schlafstadium ist die sogenannte Leichtschlafphase, die 35 bis 55 Minuten dauert. Dabei ist unser Bewusstsein noch recht präsent, und wir wachen leicht auf – woran wir uns allerdings meistens gar nicht erinnern.

Und dann hat der Tiefschlaf seinen Auftritt, und es wird aufgeräumt, repariert und gewachsen – rund zehn bis zwanzig Minuten lang. Wer in der Tiefschlafphase ist, schläft sprichwörtlich wie ein Toter. Bei Kindern merkt man das besonders gut, denn in dieser Phase werden sie im Normalfall selbst vom größten Lärm nicht wach. Als Nächstes kommt die REM-Phase, die Zeit der schnellen Augenbewegungen (REM = Rapid Eye Movement). Jetzt wird geträumt, und die Augen sind ziemlich viel unterwegs, während die restlichen Muskeln mehr oder weniger entspannt sind. Auch diese Phase dauert um die zehn bis zwanzig Minuten. Und dann beginnt das ganze Spiel – bis auf die Einschlafphase – wieder von vorn. Insgesamt wiederholt sich der ganze Schlafzyklus mehrmals pro Nacht, wobei die Tiefschlafphasen zum Morgen hin immer leichter werden, was übrigens ein ziemlich geschickter Schachzug unseres Organismus ist, denn dann sind die intensiven Tiefschlafphasen, die so wichtig für die Gesundheit sind, schon nach ein paar Stunden abgehandelt, und es ist aus gesundheitlicher Sicht nicht weiter dramatisch, wenn man mal früher aufstehen muss, weil sich Säbelzahntiger in der Höhle rumtreiben oder der Urlaubsflieger schon bei Tagesanbruch startet.

Wie du dir denken kannst, fällt das Aufstehen leichter, wenn der Wecker nicht gerade in einer Tiefschlafphase klingelt. Wenn man regelmäßige Schlafenszeiten hat, lohnt es sich darum durchaus mal, ein bisschen mit den Aufstehzeiten zu experimentieren. Manchmal kommt man leichter aus den Federn, wenn man den Wecker ein bisschen vorstellt. Verrückte Welt.

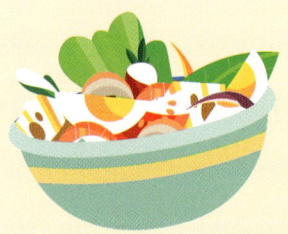

# Wie man isst,
## so schläft man

Nicht nur, was du isst, sondern auch wie viel davon und wann, hat einen unmittelbaren Einfluss auf deine Schlafqualität. Grundsätzlich ist eine ausgewogene Ernährung eine prima Voraussetzung für guten Schlaf. Wenn du dann noch darauf achtest, dass euer Abendessen besonders leicht und bekömmlich ausfällt, kann eigentlich kaum noch etwas schiefgehen. Besonders geeignet für die leichte Kost zur Nacht sind Geflügelfleisch, Ei, Fisch, Milchprodukte und Tofu sowie sanft gegartes Gemüse – Rohkost und Salat können nämlich für ein ordentliches Gerumpel im Bauch sorgen, und das will ja keiner. Als Sattmacher empfehle ich dir Kartoffeln oder Vollkornprodukte, denn der Körper braucht die langsam verdaulichen Kohlenhydrate aus diesen Lebensmitteln, um aus den Eiweißbausteinen des Essens das schlaffördernde „Glückshormon" Serotonin zu bilden.

Echte Schlafkiller hingegen sind Fettbomben wie Pommes frites, Schweinebraten & Co., denn die Fettverdauung hält den Körper besonders lange in Atem, und wir wälzen uns derweil schlaflos im Bett. Fruchtsäfte und Smoothies sind spät am Tag ebenfalls keine gute Idee, denn sie bringen mit ihrem hohen Gehalt an Fruchtzucker, Fruchtsäure und Vitaminen den Stoffwechsel tüchtig in Schwung – morgens ein Segen, abends eher nicht so toll. Unverarbeitetes Obst ist übrigens weniger bedenklich, denn es hat einen höheren Ballaststoffanteil, und dadurch werden die enthaltenen Wachmacher viel langsamer aufgenommen. Kirschen mit ihrem hohen Melatoningehalt können dir sogar beim Einschlafen helfen, ebenso fettreiche Seefische wie Lachs und Hering und Nüsse.

Idealerweise nimmt man die letzte Mahlzeit mindestens zwei Stunden vor dem Schlafengehen ein, denn für den Verdauungsprozess aktiviert der Körper den Stoffwechsel und produziert Insulin und noch weitere Hormone, die dem Schlafhormon Melatonin entgegenwirken. Noch besser sind sogar drei bis vier Stunden, aber das schafft ja kein Mensch mit einem einigermaßen ausgefüllten Alltag und Kindern. Ehrlich gesagt, fange ich dann auch wieder an hungrig zu werden. Und mit knurrendem Magen schläft es sich nicht optimal.

Sollte euch kurz vor der Nachtruhe ein kleiner Hunger quälen, esst ihr am besten ein paar schlaffördernde Nüsschen. Von zuckerhaltigen Betthupferln rate ich eher ab: Sie liefern reichlich schnelle Energie und rauben uns den Schlaf. Außerdem treiben sie den Blutzuckerspiegel in die Höhe, was unsere Nachtruhe ebenfalls empfindlich stören kann, denn wenn der Blutzuckerspiegel in der Nacht zu stark absinkt, vermutet der Körper Gefahr und holt uns sicherheitshalber aus dem Schlaf.

# Was ist dran am Schlummertrunk?

Zugegeben, ich habe mir auch schon das ein oder andere Mal ein Gläschen Wein oder Bier gegönnt, um besser einzuschlafen, gerade in stressigen Zeiten, wenn sich das Gedankenkarussell im Kopf besonders schnell dreht. Und das hat auch geklappt. Zumindest zuerst, denn Alkohol entspannt und macht müde. Aber irgendwann im Laufe der Nacht geht der Schuss nach hinten los, vor allem, wenn ich doch mehr als das eine Gläschen getrunken habe. Und während der Körper Alkohol abbaut, schüttet er Cortisol aus. Dieses Stresshormon verkürzt die Tiefschlafphasen, du wirst unruhiger und andauernd wach. Dabei braucht der Körper gerade die Tiefschlafphasen, um die Abwehrkräfte wieder auf Vordermann zu bringen und die verschiedenen Baustellen deines Körpers – kleine Wunden, minimale Muskelverletzungen usw. – zu beseitigen.

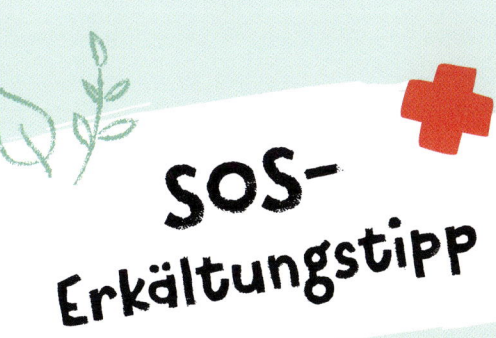

**SOS-Erkältungstipp**

## Beruhigende Kräutertees zum Einschlafen

Besser als ein alkoholischer Schlummertrunk ist auf jeden Fall ein beruhigender Kräutertee. Neben dem schon bekannten Baldriantee kannst du dir auch Tee aus Melissenblättern oder Lavendelblüten aufbrühen.

**Baldriantee:** Setze mittags den Tee mit 2 Teelöffel zerkleinerter Baldrian-Wurzel mit einer Tasse kochendem Wasser an. Nach 10 Stunden seihst du die Mischung in eine zweite Tasse ab und erwärmst dir den Tee vor dem Schlafengehen. Trinke ihn langsam und schluckweise.

**Melissentee:** Übergieße 2 Teelöffel Melissenblätter in einer Tasse mit kochendem Wasser. Lass die Mischung 10 Minuten zugedeckt stehen und seihe sie anschließend in eine zweite Tasse ab. Trinke den Tee langsam und schluckweise.

**Lavendelblütentee:** Übergieße 2 Teelöffel Lavendelblüten in einer Tasse mit kochendem Wasser. Lass die Mischung 10 Minuten zugedeckt stehen und seihe sie anschließend in eine zweite Tasse ab. Trinke den Tee langsam und schluckweise eine halbe Stunde vor dem Schlafengehen.

# Die Kunst
### des Ein- und Durchschlafens

Wenn ich ins Bett gehe, bin ich eigentlich schon eingeschlafen, kaum dass ich das zweite Bein unter der Bettdecke habe. Und nach ein paar Stunden gefühlt traumlosen Schlafes wache ich mehr oder weniger erfrischt wieder auf. Und so war es auch schon bei meiner Mutter und meiner Großmutter: Die Frauen in unserer Familie sind offensichtlich gute Schläferinnen. Und das ist ein echtes Geschenk, wenn man bedenkt, dass immer mehr Erwachsene und Kinder über Schlafprobleme klagen.

Besonders schwer fällt den meisten Menschen das Einschlafen. Aber ich habe eine gute Nachricht für euch, wie sich dieses Problem beheben lassen könnte: Gute Schlafhygiene heißt das Zauberwort.

## Schlafzimmer schön machen

Hand aufs Herz: Ist euer Schlafzimmer eher eine Abstellkammer als eine Wohlfühloase? Nicht gut. Denn idealerweise sollte dort möglichst wenig an den Alltag erinnern – verbannt also Bügelbrett, Wäschestände und Staubsauger aus eurem Schlafgemach oder lasst sie, wenn es nicht anders geht, hinter einem Vorhang oder einem Paravent verschwinden. Auch dezente Farben und warmes Licht können helfen, leichter in den Schlaf zu finden. Meiner Schwägerin schwört außerdem auf ihre Verdunkelungsvorhänge, die verhindern, dass es zu hell ist, ohne einen so abzuschotten wie schwere Rollläden.

## TV und Tablet wegräumen

So gemütlich es dann und wann sein mag, zum Tatort einzuschlummern – ein Fernsehgerät hat im Schlafzimmer ebenso wenig verloren wie Computer oder Smartphone, denn wer sich kurz vor dem Einschlafen noch mit aufregenden Inhalten berieseln lässt, muss damit rechnen, wieder wach statt müde zu werden. Außerdem führt das typische blaue Licht von Smartphone, Tablet und TV unseren Körper, genauer

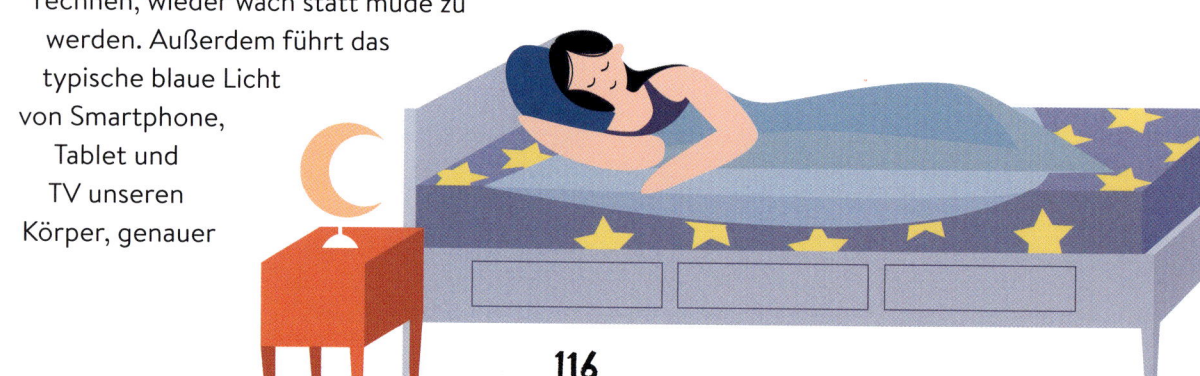

gesagt unsere innere Uhr, ziemlich aufs Glatteis, denn es trifft auf bestimmte Rezeptoren in unseren Augen, die unter natürlichen Bedingungen registrieren, ob Tag oder Nacht ist. Und in der Nacht sind sie an der Ausschüttung des Schlafhormons Melatonin beteiligt. Das blaue Licht der digitalen Bildschirme aber suggeriert ihnen, es sei Tag – und es wird kein Melatonin ausgeschüttet. Mit dem Ergebnis, dass sich aufgrund des fehlenden Schlafhormons einfach keine Bettschwere einstellen will.

Das gilt für Kinder ebenso wie für Erwachsene. Darum habe ich es auch durchgesetzt, dass alle internetfähigen Geräte nachts aus dem Elternschlafzimmer ebenso verschwinden wie aus den Kinderzimmern – geweckt wird bei uns noch mit konventionellem Wecker. Klar, das führt immer mal wieder zu Streitereien, weil die WhatsApp-Nachricht noch verschickt und das eine Youtube-Video unbedingt noch geschaut werden will. Aber in der Frage bleibe ich hart.

## Lage und Klima optimieren

Eine nicht auf deine Bedürfnisse abgestimmte Matratze kann dich den Schlaf kosten. Das kenne sogar ich als sorglose Schläferin. Wenn eine Matratze so hart ist, dass ich eher das Gefühl habe, auf dem Bett als darin zu liegen, bekomme ich kein Auge zu. Darum haben wir übrigens – Achtung, Romantik – ein Bett mit zwei Matratzen (jaja, nebst schrecklicher Besucherritze …).

Die richtige Schlafzimmertemperatur ist ebenfalls eine wichtige Voraussetzung für einen guten Nachtschlaf, idealerweise liegt sie irgendwo zwischen 16 und 20 °C: Du solltest weder frieren noch schwitzen, denn beides bedeutet Stress für den Körper und vertreibt den Schlaf.

## Geräuschquellen ausschalten

Mein Mann hat vor einer Weile eine kleine Wanduhr mit Pendel für die Küche angeschleppt – angeblich handelt es sich um eine Antiquität aus Frankreich. Und sie ist zugebenermaßen auch sehr schön. Und tickt so laut, dass man das bis oben ins Schlafzimmer hört. Und dann schlägt sie auch noch alle fünfzehn Minuten. Das hält kein Mensch aus. Also ich jedenfalls nicht. Darum wird die Uhr jetzt jeden Abend vor dem Zubettgehen angehalten. Außerdem achten wir darauf, alle anderen unnötigen Geräusche von der Waschmaschine bis zum Geschirrspüler auszuschalten. Man muss sich das (Ein-)Schlafen ja nicht schwerer machen als nötig. Meine Tochter ist extrem empfindlich, was alltägliche Umweltgeräusche angeht. Das war vor allem ein Problem, als sie noch kleiner war und deutlich früher ins Bett musste als, so O-Ton, „alle anderen auf der Welt". Da hat sie dann im Bett gelegen und sich rumgewälzt, während die größeren Kinder im Nachbargarten im Sommer noch ein letztes Mal ins Planschbecken gehüpft sind. Geholfen haben dann, wenn gar nichts mehr ging, Ohrstöpsel für Kinder.

# Noch mehr Tipps
## für besseren Schlaf

Vermutlich kann man nie so genau sagen, woran es denn letztlich genau liegt, wenn man sich ruhelos im Bett wälzt und einfach nicht einschlafen kann. Aber wenn du dich häufiger mit diesem Problem rumschlägst, gibt es eine ganze Reihe Schrauben, an denen du drehen kannst, um besser in den Schlaf zu finden.

### Bett bleibt Bett

Extrem hilfreich ist es zum Beispiel, sein Hirn darauf zu trainieren, dass das Bett wirklich nur zum Schlafen da ist. Wie man das macht? Indem man das Bett wirklich nur zum Schlafen nutzt. Die einzige Ausnahme ist Sex. Alle anderen Vergnügungen wie Fernsehgucken, Lesen, Toben und Spielen sollten nicht auf oder im Bett stattfinden. Klar, im Kinderzimmer lässt sich diese Regel nur schwerlich einhalten. Darum verwandeln unsere Kinder ihre Betten tagsüber mit Bergen von Kissen und Decken in Sofas, sodass man klar zwischen Tag- und Nachtbetrieb unterscheiden kann.

### Bloß nicht aufregen

Vermutlich schlummerst du auch besser ein, wenn du zu später Stunde auf üppige Mahlzeiten verzichtest und auch nicht zu viel Alkohol trinkst. Rauchen, Kaffee, Cola, Tee und Vitamin C, zum Beispiel in Form von Orangensaft, wirken ebenfalls anregend. Meine Freundin schwört auf ein Glas lauwarme Milch als Schlummertrunk, ich ziehe Kräutertee mit Honig vor.

Dass aufregende Lektüre und spannende Filme am Abend auch nicht gerade dazu beitragen, problemlos in den Schlaf zu gleiten, ist ja bekannt. Für Kinder gilt das natürlich erst recht. Aber: Lesen an sich ist ein guter Einstieg in die Nachtruhe, wenn das Gelesene eher beschaulich ist. Und aus den oben genannten Gründen kann es durchaus sinnvoll sein, auf dem Sofa statt im Bett zu lesen – zumindest für die Erwachsenen im Haushalt.

### Rituale schaffen

Mein Sohn ist schon früh selbst darauf gekommen, dass die Kombination aus guter Geschichte und Ritual ein super Einschlafhelfer ist: Ich habe ihm wirklich jahrelang dasselbe Märchen – Der Wolf und die sieben Geißlein – in den verschiedensten Versionen von kurz bis lang, auf Deutsch und auf Englisch vorgelesen, -gerappt und -gesungen. Und was soll ich sagen: Wenn der Wolf in den Brunnen gefallen war, war Sohnemann meist schon längst eingeschlafen. Meine Tochter hingegen konnte ich nie so recht fürs Vorlesen begeistern. Sie ist zwar inzwischen eine echte Leseratte, aber als kleines Mädchen hat sie ihren Tag gerne damit abgeschlossen, noch schnell ein Bild zu malen – und ist danach selig eingeschlummert.

### Füße warm und Puls niedrig halten

Wenn ich mal nicht einschlafen kann, sind meistens kalte Füße schuld. Ich zieh dann die Bettsocken an, die meine Großmutter selig vor Jahrzehnten mal für meine Mutter gestrickt hat. Ein Fußbad zur Schlafenszeit wirkt ebenfalls Wunder.
In den späteren Abendstunden solltest du es außerdem mit Winston Churchill halten: „No sports" heißt dann nämlich die Devise. Regelmäßige Sporteinheiten sind zwar ganz wunderbar für das Immunsystem und tragen zu gutem Schlaf bei, kurz vor dem Schlafengehen aber machen sie wach.

### Zum Schlafen muss man müde sein

Solltest du zu deiner üblichen Schlafenszeit noch glockenwach sein: Halte dich vom Bett fern, bis du wirklich müde bist. Das erlaube ich übrigens auch meinen Kindern. Ich kann inzwischen nämlich ganz gut unterscheiden, ob sie nur behaupten, gar nicht müde zu sein, oder ob sie wirklich nicht müde sind. Ist Letzteres der Fall, dürfen sie noch ein bisschen malen, lesen oder ein Hörspiel hören. Wenn sie dann müde sind, gehen sie freiwillig ins Bett – meistens jedenfalls.

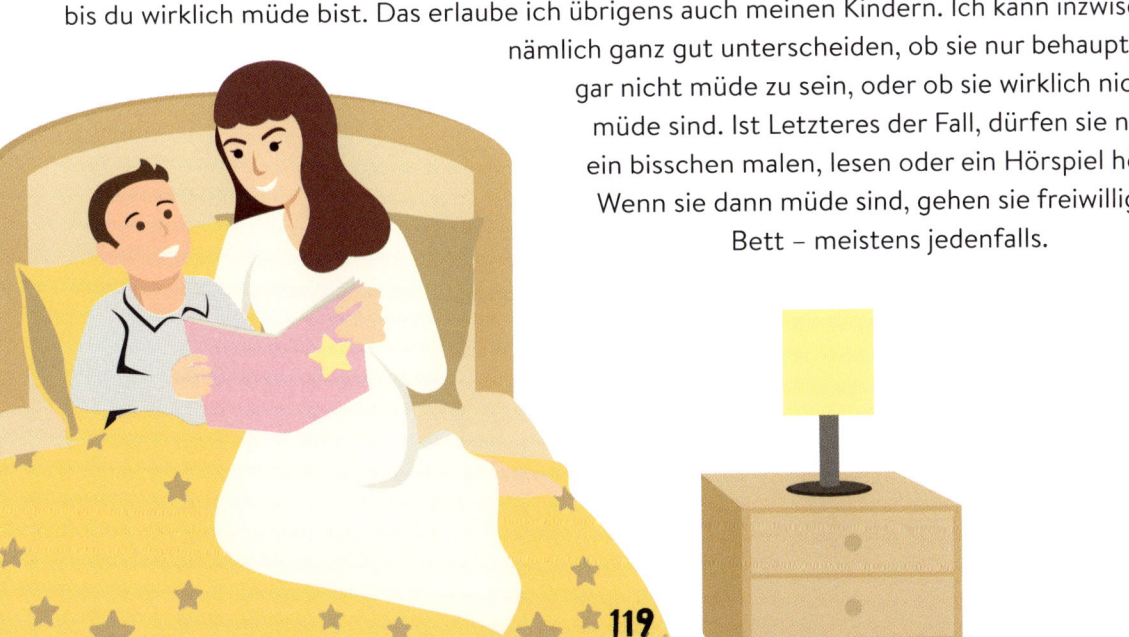

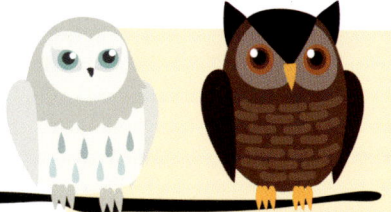

# Nachtwache adé

Gehörst du eher zu den Leuten, die zwar leicht einschlafen, dafür aber dann mitten in der Nacht hellwach im Bett liegen? Ich kenn das zwar nicht, aber mein Göttergatte kann ein Lied davon singen. Auch im Umgang mit diesem Leid gibt es die ein oder andere Strategie, die dir einen besseren Schlaf verschaffen kann.

Um es vorweg zu sagen: Nachts aufzuwachen ist normal. Sogar bis zu dreißig Mal. Das Gute ist, dass man davon morgens nichts mehr weiß, denn man erinnert sich im Allgemeinen lediglich an Wachphasen, die länger als ein oder zwei Minuten dauern – ich glaube, in der Zeit schaffe ich es sogar, auf die Toilette zu gehen.

Die Gründe für das nächtliche Aufwachen liegen vermutlich in grauer Vorzeit. In den kurzen Wachphasen konnte man rasch prüfen, ob in der Höhle noch alles warm und sicher war. Wusstest du übrigens, dass man im Schlaf zwar fühlen und hören, aber nichts riechen kann? Ein Grund mehr, die Brandmelder regelmäßig zu checken.

Wenn du mal eine längere Wachphase erwischst: Ärgere dich nicht darüber, dass dir wichtiger Schlaf entgeht – das ändert nämlich nichts und hindert dich nur daran, wieder einzuschlafen. Statt auf die Uhr zu schauen und auszurechnen, wieviel Schlaf dir noch bis zum Aufstehen bleibt, kannst du dich daran freuen, dass das evolutionäre Sicherheitsprogramm noch funktioniert. Vielleicht bist du ja auch gar nicht mehr müde, weil du am Tag einen längeren Mittagsschlaf gemacht hast? Dann steh lieber gleich auf und beschäftige dich mit etwas anderem als dem vermeintlich fehlenden Schlaf. Hör Musik oder ein Hörspiel, kram das Strickzeug raus, verkleinere den Bügelberg, lies ein gutes – nicht zu aufregendes – Buch, und erst wenn du wieder müde bist, geht es zurück ins Bett.

Kinder können häufig ganz intuitiv mit so einer Situation umgehen – ich kann mich gut erinnern, dass mein Sohn als Kleinkind gerne dann und wann mal nachts im schwachen Schein seines Nachtlämpchens mit seinen Kuscheltieren gespielt hat, ohne nach uns zu krähen, und irgendwann einfach wieder eingeschlummert ist.

# Wie man Schlaf nachholt

Früher habe ich vor Festivals, Partys und Konzerten immer versucht vorzuschlafen. Müde bin ich irgendwann trotzdem geworden, hat also nichts gebracht. Das lag, wie ich heute weiß, einfach daran, dass der Körper ein Gewohnheitstier ist, und das schläft halt nachts, ausgedehnter Mittagsschlaf hin oder her. Aber nicht verzweifeln: Sind die Schlafakkus total am Ende, hilft es, ein Langschläfer-Wochenende einzulegen und den normalen Nachtschlaf ordentlich auszudehnen. Zur Gewohnheit sollte das allerdings nicht werden, denn langfristig macht wochenlanger Schlafmangel schlapp und krank. Und das willst du ja gerade nicht.

## Monster vertreiben

Wusstest du, dass ungefähr die Hälfte aller Vorschul- und Schulkinder dann und wann unter Schlafstörungen leidet? Die meisten haben Albträume oder fürchten sich vor Monstern. Unser Haus war jedenfalls zeitweise das reinste Monsterhausen, und ich wollte schon Hilfe bei einem professionellen Geisterjäger suchen – aber find da mal jemand Zuverlässiges. Also hab ich den Job selbst übernommen.

Wenn Monsteralarm herrscht, ist es wichtig, dass ihr sofort zur Stelle seid, denn sonst nimmt die nächtliche Aufregung überhand, und an Schlaf ist nicht mehr zu denken. Also haben wir die Monster zusammen mit lautem Gebrüll vertrieben, ihnen unser gesamtes Repertoire an Zaubersprüchen hinterhergeschickt und dann zur Sicherheit noch mal alle möglichen Monsterverstecke abgesucht – man weiß ja nie. Manchmal hilft es auch, wenn die Kinder die fürchterlichen Wesen der Nacht malen, dann sind sie nur noch halb so gruselig. Die Porträts der fiesesten Gesellen haben wir dann entweder noch in eine Kiste gesperrt oder per Post an den Opa geschickt. Der kennt sich nämlich super aus mit Monstern. Irgendwann war der ganze Spuk aber dann vorbei, Gott sei Dank.

## Mit Zahlen in den Schlaf

Wenn mich doch mal die Schlaflosigkeit packt, komme ich mit Schäfchenzählen einfach nicht weiter. Es ist langweilig, aber nicht langweilig genug. Besser funktioniert bei mir die Methode, von tausend rückwärts runterzuzählen. Weiter als bis in die Siebenhunderter bin ich ehrlich gesagt noch nie gekommen. Die Methode ist übrigens auch toll für Kinder, die den Zahlenraum bis tausend schon beherrschen und Freude am Zählen haben. Die Kleinen kann man auch einfach bei hundert anfangen lassen. Du glaubst gar nicht, wie schnell ihnen dabei die Augen zufallen.

Meine Schwester schwört ja auf die 4-7-8-Atemtechnik, um zu entspannen und die Sorgen des Tages hinter sich zu lassen. Für diese Technik atmet man vier Sekunden durch die Nase ein, hält dann sieben Sekunden lang die Luft an und atmet anschließend acht Sekunden lang hörbar aus. Das macht man vier- bis achtmal hintereinander. Durch die Konzentration auf den Atem schafft man es leichter, aus dem Gedankenkarussell auszusteigen, das einen am Schlafen hindert, und kann seine Gedanken auf etwas Schönes wie den nächsten Urlaub lenken, um dann in aller Ruhe einzuschlafen.

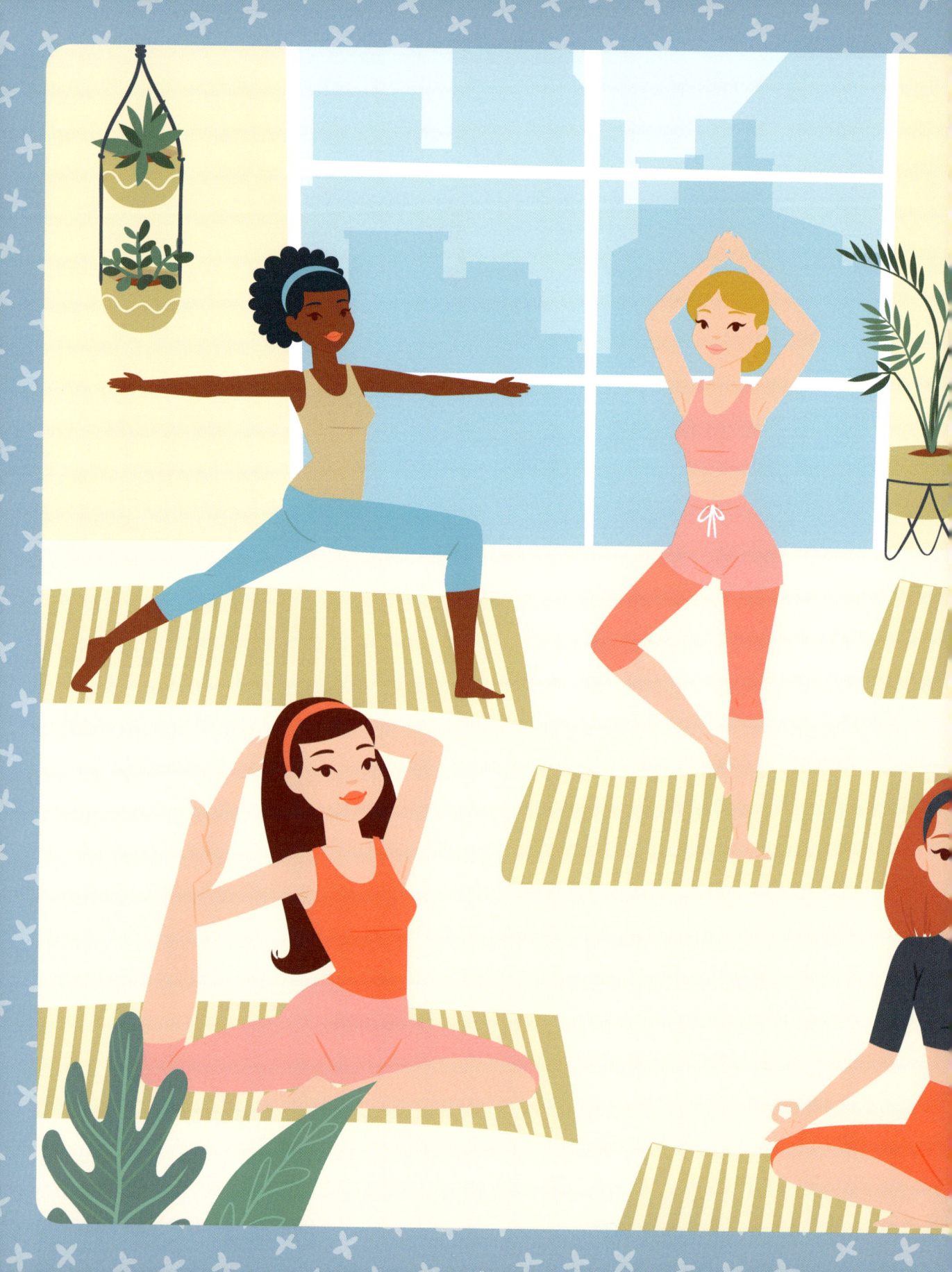

# ENTSCHLEUNIGUNG

Du hast sicher schon einmal von positivem und negativem Stress gehört. Positiver Stress bedeutet, dass du die Belastungen des Alltags zwar als Herausforderung, aber nicht als Überforderung empfindest und das Gefühl hast, an deinen Aufgaben zu wachsen. Schlagen diese Empfindungen aber ins Negative um und dir wird alles zu viel, ist es an der Zeit, die Notbremse zu ziehen und dir im Trubel des täglichen Lebens kleine Inseln der Entschleunigung zu schaffen. Geht nicht, meinst du? Keine Angst, vielfach muss man nur an der ein oder anderen Schraube drehen, damit das Hamsterrad sich nicht weiter im Turbotempo dreht. So ist jedenfalls meine Erfahrung. Natürlich ist unser Leben trotz allem alles andere als ein langer, ruhiger Fluss, doch inzwischen haben wir allerlei bewährte Strategien für Phasen, in denen es allzu hoch hergeht. Vielleicht passt die eine oder andere ja auch zu euch.

## Mehr Organisation, weniger Perfektionismus

Geht es bei euch morgens auch so stressig zu? Der eine sucht die Sporttasche, die andere den blauen Rock, und Brot ist auch keines mehr im Haus. Schrecklich. Darum habe ich mir angewöhnt, am Abend schon das ein oder andere vorzubereiten und auch die Kinder dazu anzuhalten. Die Schultaschen sind darum meistens schon gepackt, die Pausenbrote geschmiert und die Wunschgarderobe herausgelegt, wenn wir ins Bett gehen. Seitdem geht es bei uns morgens viel ruhiger zu, und ich komme auch nicht mehr mit Puls im Büro an. Sehr angenehm.

Doch auch wenn man viele Probleme tatsächlich problemlos wegorganisieren kann: Es muss echt nicht immer perfekt sein. Die Kinder sterben nicht davon, wenn man das Pausenbrot fertig belegt beim Bäcker kauft, man darf beim Kaffeeklatsch auch Kuchen aus dem Sortiment eines TK-Bäckers anbieten, und wenn man absolut nicht mehr mit den schmutzigen Fenstern leben kann, ist ein Fensterputzdienst auch eine tolle Lösung. Man macht sich oft einfach viel zu viel Druck.

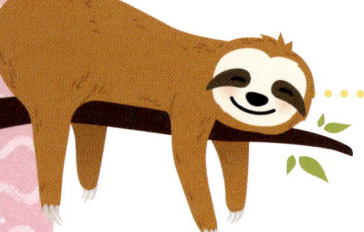

## Heilsam: Das süße Nichtstun

Klar, der Zeitgeist weist zurzeit eindeutig in Richtung Effizienz und Action – ganz freimachen kann ich mich davon auch nicht. Aber es ist wie so oft im Leben: Man muss das richtige Maß finden. Wenn du deinen Alltag allzu straff durchorganisierst und funktionierst wie eine Maschine, beanspruchst du vor allem deine linke Gehirnhälfte und damit den Teil, der fürs Denken und Handeln zuständig ist. Währenddessen kommt die rechte Gehirnhälfte, die verantwortlich für Intuition, Kreativität und Gefühl ist, deutlich zu kurz – und damit auch der für deine Regeneration so wichtige entspannte Teil des Lebens.

Bei uns sind es eigentlich immer die Kinder, die als Erste merken, dass wir alle zu hochtourig durch den Alltag rauschen. Wenn sie sich beschweren, dass wir nie Zeit und immer noch schnell was zu erledigen haben, wissen mein Mann und ich, dass es mal wieder Zeit ist, die Pausentaste zu drücken. Wir planen dann so schnell wie möglich ein Faulenzer-Wochenende ein, an dem wir nichts vorhaben: keinen Ausflug, keinen Großputz, keine Gäste, keine Hausaufgaben. Dann kann jeder so lange schlafen, wie er Lust hat, das Essen wird gemeinsam gekocht oder bestellt, im Winter legen wir gerne mal einen gemeinsamen Serienmarathon ein, im Sommer wird das Planschbecken aufgestellt. Wenn man das zwei Tage hintereinander hinbekommt, fühlt man sich nachher so entspannt und ausgeruht wie nach einem Urlaub. Toll.

# Terminkalender entrümpeln

Bei uns in der Küche hängt ein Wochenplaner, in den jedes Familienmitglied seine regelmäßigen und besonderen Termine und Aufgaben einträgt. Manchmal sind die Wochen für uns alle so vollgestopft, dass man meinen könnte, wir arbeiteten im Vorstand eines DAX-Unternehmens. Und so fühlen wir uns dann auch: gestresst, abgeschlagen, müde. Und das häufig ohne Not. Denn der eine oder andere Termin ließe sich durchaus verschieben, ohne dass die Welt unterginge: Es steht zum Beispiel nirgendwo geschrieben, dass man die Steuererklärung drei Monate vor dem Termin abgeben muss. Und das Haus muss auch nicht jeden Freitag tiptop geputzt werden. Wir haben als Alternativprogramm mal gemeinsames Waffelbacken (das war eine Tradition in meinem Elternhaus) dagegengesetzt. Eindeutig eine gute Idee. Ich habe für mich persönlich festgestellt, dass ein bis zwei Abendtermine für mich mehr als genug sind. Mit meiner besten Freundin gehe ich seit einiger Zeit häufiger mal am Nachmittag spazieren als am Abend in die Kneipe. Ich glaube, wir haben uns schon lange nicht mehr so intensiv ausgetauscht.

## Mehr reden

Mein Mann und ich sind wirklich ein gutes Team, eigentlich schon seit dem ersten Tag. Trotzdem sind wir oft genug in unserem Alltag gefangen. Und wenn wir uns unterhalten, dann meistens über Organisatorisches. Dabei haben wir uns sonst eigentlich auch eine Menge zu sagen. Darum haben wir irgendwann angefangen, uns zu verabreden wie zu alten Zeiten. Jetzt, wo die Kinder ein bisschen größer sind, ist das zugegebenermaßen leichter und weniger kostspielig als zu den Zeiten, als die beiden noch einen Babysitter brauchten. Aber selbst damals haben wir uns die Redezeit als Paar gegönnt. Bei unseren Dates konnten wir dann endlich über das reden, was uns im Alltag und im Herzen so bewegt und auch Konflikte aus dem Weg räumen. Ist ja auch wichtig, denn Stress ist bekanntermaßen der Feind eines guten Immunsystems.

## Freiräume schaffen

Zeit für mich hatte ich lange Zeit so gut wie gar nicht. Das lag nicht daran, dass mein Mann mich davon abgehalten hätte, alleine auszugehen und mit Freunden und Freundinnen etwas zu unternehmen. Ich habe oft einfach den Absprung nicht geschafft oder mir sogar ein schlechtes Gewissen eingeredet. Damit das aufhört, haben wird das jetzt ganz verbindlich geregelt, und jeder von uns hat regelmäßig einen Abend in der Woche frei. Das hat nicht nur Vorteile für den, der ausgeht, sondern auch für den, der zu Hause bleibt und ganz für sich sein kann, sobald die Kinder im Bett sind. Ehrlich gesagt, gefallen mir die Abende alleine zu Hause fast noch besser als die Ausgeh-Abende. Erholsamer sind sie allemal.

# „Freizeit" beim Wort nehmen

Ich weiß nicht, wie viele Kämpfe ich mit meiner Tochter um den Klavierunterricht ausgestanden habe. Um es kurz zu machen: Sie geht jetzt nicht mehr hin, hat damit auch mal einen ganzen Nachmittag frei, und uns geht es allen besser. Ich hatte mir so sehr gewünscht, dass sie ein Instrument erlernt, dass ich vollkommen aus den Augen verloren hatte, ob sie Spaß daran hat. Letztlich ist sie nur zum Unterricht gegangen, weil ich es wollte. Nicht gut. Meine beiden Kinder haben mit Schule samt AGs und Sport sowieso jede Menge Termine, sodass für Treffen mit Freunden kaum noch Zeit bleibt. Darum haben wir uns darauf geeinigt, dass eine organisierte Aktivität durchaus reicht. Das nimmt nicht nur den Kindern viel Stress, sondern auch mir, denn irgendwie war ich auch immer involviert – entweder als Taxi, Trikotbeauftragte, Vereinskassenwartin usw. Vielleicht findet ihr ja auch die ein oder andere Möglichkeit, euer Programm ein bisschen zu verschlanken. Ich kann euch nur dazu raten.

# Ferien genießen

Erinnerst du dich noch an das wundervolle Gefühl, wenn man am letzten Tag vor den großen Ferien mit dem Zeugnis in der Hand nach Hause kam und der Sommer sich endlos vor einem ausbreitete? In meiner Kindheit habe ich eigentlich so gut wie nie an organisierten Ferienfreizeiten bei uns am Ort teilgenommen, sondern wir haben uns einfach durch den Tag treiben lassen. War das toll.

Das versuche ich auch unseren Kindern zu gönnen. In den Ferien wird bei uns nicht gelernt, und es werden nur Sommercamps gebucht, auf die die beiden wirklich Lust haben. Und wenn dann mal Langeweile auftaucht, ist das auch nicht schlimm – im Gegenteil. Langeweile fördert die Kreativität, und meine Kinder haben sich in Phasen der Langeweile schon die tollsten Sachen ausgedacht.

Bei der Planung von Ausflügen oder Ferienreisen haben sie ebenfalls ein Mitspracherecht. Schließlich soll der Urlaub ja allen gefallen. Ist doch viel besser, als wenn immer mindestens ein Mitglied der Familienreisegruppe ein langes Gesicht macht. Und ich finde, die Vorfreude ist noch mal so groß, wenn man bei einem heißen Kakao im irgendwann endlos scheinenden Winter zusammen die möglichen Urlaubsziele für den Sommer diskutiert und auswählt. Ich als alte Strandnixe wäre von alleine wohl nicht auf die Idee gekommen, Camping- und Wanderurlaub an einem Fluss in Zentralfrankreich zu machen. Und war am Ende total begeistert. Und meine Tochter fand die Idee meines Mannes, statt mit dem Auto mit dem Rad in den Wochenendtrip zu starten, eigentlich ziemlich absurd – und will jetzt gar nichts anderes mehr machen.

## Regelmäßig relaxen

Wir haben bei uns in der Familie so eine Art offizielle Mittagspause eingeführt. Klar, während der Woche, wenn wir am Nachmittag auch mal zu ganz unterschiedlichen Zeiten nach Hause kommen, klappt das nicht immer. Aber wenn ich und die Kinder gegen 16 Uhr zu Hause sind, koche ich mir einen schönen Kaffee, die Kinder bekommen Tee oder Saft, und wir knabbern zusammen ein paar Kekse gegen das berühmte Nachmittagstief, reden über das, was der Tag bis dahin so gebracht hat, und besprechen, was noch anliegt. Mir tut das immer sehr gut, und ich glaube, die Kinder mögen unsere ganz private Teatime auch ganz gerne.

Am Wochenende ist meistens zwischen 14 und 15 Uhr Ruhezeit für alle. Wer Lust hat, liest oder schlummert, die Kinder dürfen auch gerne ein bisschen daddeln oder das Internet leergucken. Danach geht es dann zusammen weiter, mal ganz aktiv, mal auch super faul. Ich finde das herrlich.

## Kindersorgen ernst nehmen

Besondere Aufmerksamkeit ist gefordert, wenn Kinder häufiger über Bauch- oder Kopfschmerzen klagen, nicht mehr richtig essen wollen, plötzlich Schlafprobleme haben und gereizt sind. Diese Symptome weisen nämlich darauf hin, dass sie Stress haben. Dafür kann es verschiedene Gründe geben, etwa Leistungsdruck in der Schule, Krach mit Freunden oder, schlimmer noch, Mobbing, außerdem familiäre Probleme wie finanzielle Sorgen, Krankheit, Streit usw. Da hilft im ersten Schritt nur eins, nämlich reden, viel reden. Mein Sohn hatte mal so eine Phase, und es hat eine ganze Weile gedauert, bis er uns gestanden hat, dass er fürchtete, den Sprung aufs Gymnasium nicht zu schaffen – obwohl wir das gar nicht von ihm erwartet haben. Es hat dann einige intensive Gespräche gebraucht, um ihm seine Ängste zu nehmen. Heute geht er übrigens auf die Gesamtschule und ist dort total glücklich.

Egal, was euer Kind quält, nehmt es ernst und steht ihm bei. Besonders in so einer Situation sind Ruhe und Rituale wie zum Beispiel das gemeinsame Abendessen sehr wichtig und bieten außerdem die Gelegenheit zu ruhigen Gesprächen ohne Hetze. Meine Tochter verrät mir das Wichtigste aus ihrem Leben übrigens immer kurz vor dem Einschlafen, wenn ich noch mal kurz in ihr Zimmer komme, um ihr gute Nacht zu sagen.

127

# Im Alltag entspannen

Wenn ich merke, dass eines meiner Kinder besonders unter Druck steht oder extrem gereizt und emotional labil ist, nehme ich mir besonders viel Zeit zum Reden – nicht nur über das, was es belastet, sondern auch über schöne Sachen, zum Beispiel den Skiurlaub oder die erste Reitstunde oder den Besuch auf der Kirmes. Oder mein Mann und ich erzählen aus unserer eigenen Kindheit und davon, wie Oma und Opa denn so als Eltern waren. Das finden die beiden besonders spannend. Außerdem ist Körperkontakt in diesen Phasen unglaublich wichtig. Wir kuscheln dann jede Menge, zum Beispiel wenn wir zusammen ein Hörspiel hören oder uns einen schönen Film ansehen. Oder wenn einer von uns ein Buch vorliest. Meine Tochter liebt es, wenn ich ihr eine kleine Rückenmassage gebe, und wenn ich Glück habe, bekomme ich selbst auch noch eine. Ein echtes Highlight. Und beide finden es toll, wenn ich ihnen Wörter, Zahlen oder Bilder mit dem Finger auf den Rücken zeichne, die sie dann erraten müssen. Das schafft nicht nur körperliche Nähe, sondern lenkt auch eine ganze Weile von dem Kummer oder Stress ab, der ihnen auf der Seele lastet.

# Regeln abspecken

Kommst du dir manchmal auch vor wie ein Oberfeldwebel, wenn du deine Kinder immer wieder an irgendwelche Regeln erinnern musst und viel häufiger Nein als Ja sagst? Bei mir war das so, und alle waren genervt – nicht nur die Kinder, sondern auch mein Mann. Irgendwann war dann klar, dass sich was ändern muss. Mir hat eine Erziehungsberaterin, die ab und zu Gesprächstermine an der Schule meines Sohnes anbietet, auf die Sprünge geholfen: Bei uns gab es einfach zu viele Regeln, die uns eigentlich den Alltag erleichtern sollten, aber irgendwann einfach nur noch genervt haben. Darum haben wir alle zusammen überlegt, welche Regeln für unser Zusammenleben und das Funktionieren des Alltags wirklich wichtig sind und welche wegkönnen. Anarchie herrscht darum bei uns nicht, denn bei den übrig gebliebenen Regeln ist wirklich Konsequenz angesagt. Aber das macht unser Leben viel entspannter. Und ich lerne immer mehr, auch mal fünfe gerade sein zu lassen.

# Multitasking sein lassen

Ja, ja, wenn man es – vermeintlich – schafft, tausend oder zumindest mehrere Dinge gleichzeitig zu erledigen, fühlt man sich manchmal wie der reinste Tausendsassa. Also mir geht das jedenfalls so. Aber entspannend ist das nicht gerade und – wie die Wissenschaft herausgefunden hat – effizient auch nur in den seltensten Fällen. Dabei kostet es messbar Nerven und führt zu Stress. Und den mag das Immunsystem ja bekanntermaßen gar nicht. Und ich auch nicht. Darum lieber immer schön eins nach dem anderen erledigen.

Und es ist übrigens auch keine Schande, wenn man nicht alles alleine schafft. Den Haushalt schmeißen wir schon lange als Team. Mein Mann und ich übernehmen als Erwachsene natürlich mehr Aufgaben als die Kinder, aber die haben auch ihre Zuständigkeiten. Sie putzen zweimal in der Woche die Waschbecken im Familienbad und in der Gästetoilette, räumen nach dem Essen die Spülmaschine ein und wischen in ihren Zimmern selbst Staub – auch das Aufräumen dort ist natürlich ihre Sache. Ich finde, das kann man ihnen gut zumuten, und wir haben mehr gemeinsame Familienzeit, die nicht fürs Putzen draufgeht.

# Mit Maß sporteln

Klar, Bewegung tut dem Immunsystem gut. Aber übertreiben solltest du es trotzdem nicht – zumindest dann nicht, wenn du mithilfe von Sport zur Ruhe kommen möchtest. Das ist für Leute wie mich, die sich beim Sport gerne messen, gar nicht so einfach. Als Faustregel kannst du dir merken, dass du so trainieren solltest, dass du dich eigentlich unterfordert fühlst. Sonst kann es nämlich passieren, dass der Körper Stresshormone produziert, und dann ist es vorbei mit der Ruhe.

Wenn du das Gefühl hast, ständig unter Dampf zu stehen, kann es auch sinnvoll sein, den Trainingsplan ein bisschen zusammenzustreichen – wer zu häufig und zu intensiv trainiert, kann dabei selten abschalten. Versuch zum Beispiel mal, gemütlich durch den Wald zu traben, die gute Waldluft zu genießen und deine Gedanken einfach schweifen zu lassen, als einmal mehr gegen die Uhr zu laufen. Oder du lässt Laufschuhe, Hanteln oder Squashschläger ganz bewusst im Schrank und verbringst stattdessen einen ganz gemütlichen Abend mit der Familie. Das entspannt – meistens.

# Sanft bewegen

Es gibt eine ganze Menge Sportarten, die besonders geeignet sind, Körper und Geist zu entspannen, dazu gehören Tai-Chi, Qigong, Pilates, Nia und natürlich Yoga. Häufig werden Kurse in diesen Disziplinen, wie sie zum Beispiel Fitnesszentren, Sportvereine und Volkshochschulen anbieten, übrigens auch von den gesetzlichen Krankenkassen bezuschusst.

**Tai-Chi** ist eigentlich eine fernöstliche Kampfkunst zur Selbstverteidigung. Heute allerdings stehen eher Bewegung und Entspannung und damit gesundheitliche und meditative Aspekte im Vordergrund. In China ist Tai-Chi ein echter Volkssport. Dabei gibt es nicht den einen Tai-Chi-Stil oder die eine Schule, der alle folgen. Auch in Deutschland bieten viele Schulen Kurse für diese fernöstliche Kunst an.
Im Tai-Chi werden Übungen, deren Ursprünge in Techniken der Selbstverteidigung liegen, in (bisweilen auch recht komplexen) Abläufen zusammengefügt. Du hast bestimmt schon einmal Bilder aus chinesischen Parks gesehen, wo die Menschen morgens eine vereinfachte Form des traditionellen Schattenboxens, wie man Tai-Chi auch nennt, praktizieren.
Bei den ruhigen, fließenden Bewegungen spielt Muskelkraft kaum eine Rolle. Es geht nämlich darum, sich auf den eigenen Körper zu konzentrieren, und wer regelmäßig übt, darf sich bald über ein besseres Körpergefühl freuen. Der Atem wird tiefer, Wirbelsäulen- und Gelenkprobleme werden gelindert, man wird ausgeglichener, Gleichgewichtssinn und Konzentrationsfähigkeit verbessern sich, das Herz-Kreislaufsystem profitiert ebenfalls. Wenn das nicht gut klingt.

Basis für die Bewegungsübungen des **Qigong**, die in China als „Übungen zur Kultivierung von Körper und Geist" bezeichnet werden, ist die traditionelle chinesische Medizin, kurz TCM. Das Gute an Qigong ist, dass die Übungen leicht zu erlernen sind – die Mutter meiner besten Freundin übt schon seit Jahren mit wachsender Begeisterung Qigong, und das trotz diverser körperlicher Einschränkungen, denn die Übungen – es gibt welche im Stehen, Sitzen und Liegen – lassen sich problemlos auf die individuellen Voraussetzungen des Schülers oder der Schülerin anpassen, um den Bewegungsapparat und das Herz-Kreislaufsystem zu stärken. Und nicht nur das: Durch die langsamen, ruhigen Abläufe kommt auch der Geist zur Ruhe. Definitiv ein Sport für Menschen, die sich lange überhaupt nicht bewegt haben und langsam wieder einsteigen wollen.

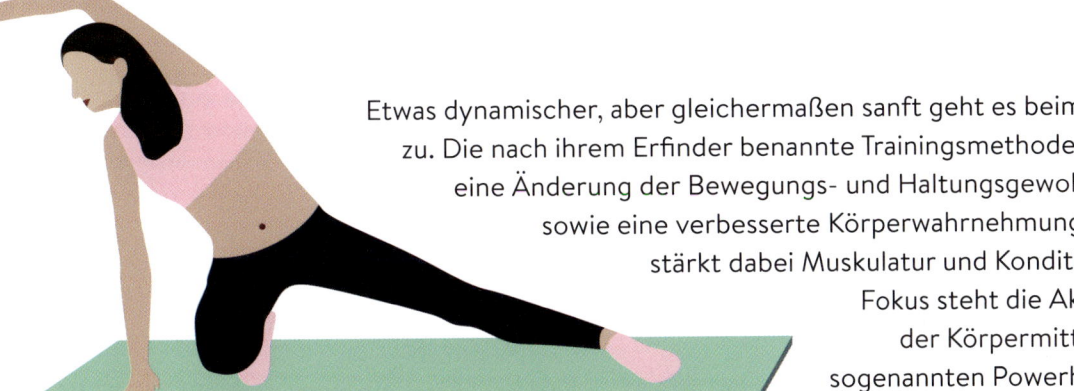

Etwas dynamischer, aber gleichermaßen sanft geht es beim **Pilates** zu. Die nach ihrem Erfinder benannte Trainingsmethode zielt auf eine Änderung der Bewegungs- und Haltungsgewohnheiten sowie eine verbesserte Körperwahrnehmung ab und stärkt dabei Muskulatur und Kondition. Im Fokus steht die Aktivierung der Körpermitte, des sogenannten Powerhouse, das das Kraftzentrum des Körpers ist – und dass dabei ganz nebenbei Taille und Hüften schmaler werden, ist auch kein Schaden.

Die Übungen werden langsam und fließend ausgeführt, gleichzeitig wird die Atmung geschult. Die Verletzungsgefahr ist entsprechend gering.

Ich selber mache zwar kein Pilates, aber meine beste Freundin ist seit Jahren begeistert dabei, und sie findet dort nach eigenem Bekunden einen wunderbaren Ausgleich zum Alltagsstress. Und dass die besagte Körpermitte durch Pilates schön geformt wird, kann ich bestätigen.

Hast du schon mal von **Nia** gehört? Bei diesem noch ziemlich jungen Fitnesstraining – es wurde in den 1980er-Jahen von zwei amerikanischen Aerobic-Trainer:innen erfunden – werden Elemente aus Tanz, ganzheitlichen Körpertherapien und Kampfkünsten kombiniert. Dabei geht es natürlich darum, den Körper in Form zu bringen, aber darüber hinaus haben die Übungen das Ziel, auch emotionale und mentale Fähigkeiten zu fördern, um Lebensfreude und Lebensenergie zu steigern und das innere Gleichgewicht der Übenden zu stärken. Was mir besonders wichtig scheint, ist, dass eine der Grundlagen bei Nia das Wohlfühlprinzip ist. Man macht, was sich gut anfühlt, was Unbehagen verursacht, lässt man lieber sein. Klingt besser, als ständig die Zähne zusammenzubeißen, oder?

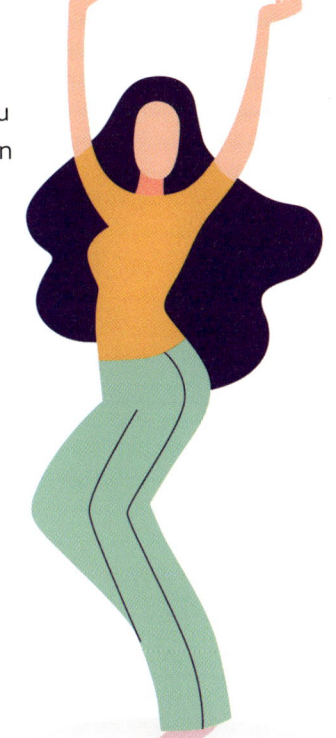

Ich persönlich finde ja auch **Tanzen** super, um aus dem Alltagtrott auszubrechen und durch Bewegung zur Ruhe zu finden. Oder hast du schon mal zu deinem Lieblingssong rumgetanzt und im Kopf gleichzeitig Probleme aus dem Büro gewälzt oder die Einkaufsliste für die kommende Woche zusammengestellt? Siehste.

# Yoga üben für Groß ...

Die Ursprünge des Yoga liegen in einer philosophischen indischen Lehre, die körperliche und geistige Übungen umfasst. Im modernen Yoga, wie es in der westlichen Welt betrieben wird, steht allerdings eher der praktische Aspekt, also die körperlichen Übungen, im Vordergrund. Nichtsdestoweniger ist ein Ziel des Ganzen auch dann, Körper, Geist und Seele in Einklang zu bringen und die Sorgen und Belastungen des Alltags hinter sich zu lassen.

Es gibt natürlich ungezählte Yoga-, Sport- und Fitnessstudios, die Einsteiger- und Fortgeschrittenenkurse anbieten, und auch Volkshochschulen und Familienbildungsstätten haben häufig entsprechende Angebote für kleines Geld im Programm. Aber man kann Yoga auch ganz gut zu Hause üben, YouTube-Videos und -Tutorials und Handbücher für Einsteiger und Fortgeschrittene gibt es *en masse*.

Auch wenn man alleine ohne Anleitung übt, ist es natürlich wichtig, sich erst einmal aufzuwärmen. Ich gehe gerne ein paar Minuten auf der Stelle, mache ein paar Hugs und dehne noch die Rückseite der Beine. Oder ich tanze einen Song lang. Und dann rolle ich meine Yogamatte – eine Decke tut es auch – aus, und es geht los.

Ich beginne meine kleine Yoga-Relax-Einheit eigentlich immer mit einem **Sonnengruß**. Und wenn ich ganz faul bin, belasse ich es auch dabei.

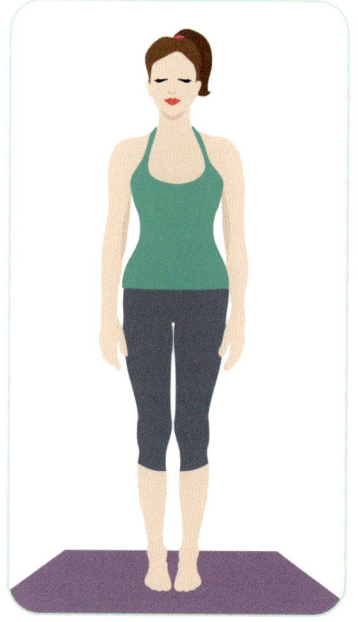

**Ausgangsposition oder Bergstellung**

- Die Füße sind nebeneinandergestellt.
- Das Körpergewicht liegt auf den Fußballen und mittig auf den Fersen.
- Die Hände liegen locker an den Oberschenkeln, die Finger sind leicht gespannt.
- Die Schultern sind entspannt, die Schulterblätter ein wenig aneinandergezogen.
- Dadurch weitet sich der Brustkorb, das Atemvolumen wird größer.
- Die zwei Bandhas (Nabelregion und Beckenboden) sind angespannt.
- Das Becken ist leicht nach vorn »gekippt«, das Kinn ein wenig nach unten geneigt.
- Nacken und Rücken bilden eine Gerade.
- Konzentriere dich auf die Atmung.
- Nimm zehn tiefe Atemzüge.

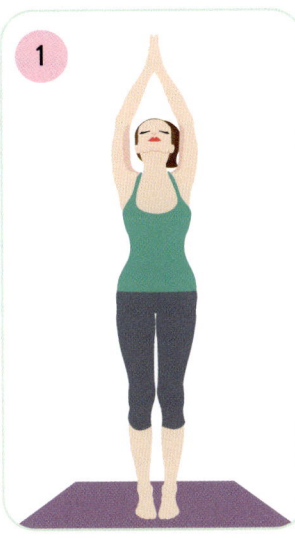

### 1. Asana

- Einatmen.
- Die Arme seitlich ausstrecken und nach oben führen, bis sich die Handflächen berühren.
- Der Kopf liegt leicht im Nacken (nicht zu weit zurücklegen!), der Blick weist nach oben.
- Die Oberschenkelmuskeln sind angespannt, die Kniescheiben leicht hochgezogen.
- Füße und Zehen liegen flach und entspannt auf dem Boden auf.
- Halte den Rücken gerade, spüre die Streckung!

### 2. Asana

- Ausatmen.
- Die Arme bei gestreckten Beinen so weit wie möglich nach unten führen, bis die Fingerspitzen den Boden berühren oder, wenn möglich, die Handflächen auf dem Boden aufliegen.
- Der Kopf weist in Richtung Knie oder berührt die Knie, der Blick folgt der Ausrichtung des Kopfes.

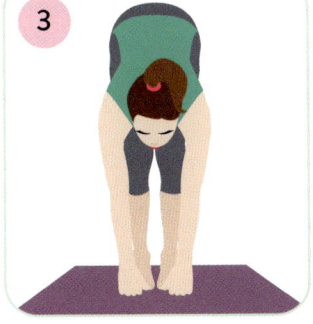

### 3. Asana

- Einatmen.
- Den Kopf leicht anheben, den Rücken dabei gestreckt halten.
- Die Knie bleiben, wenn möglich, gestreckt (oder leicht gebeugt).

### 4. Asana

- Ausatmen.
- In den Liegestütz gehen, indem zuerst der rechte, dann der linke Fuß weit zurückgesetzt wird (Geübte können auch mit beiden Füßen gleichzeitig in den Liegestütz zurückspringen). Den Oberkörper dabei unbedingt gestrafft halten!
- Das Gesäß anspannen, das Becken nicht nachschwingen lassen! Die Ellenbogen liegen am Oberkörper an.
- Oberkörper, Becken und Beine über dem Boden »schweben« lassen (nötigenfalls mit den Knien auf dem Boden abstützen).
- Schließlich den Blick nach vorn richten.

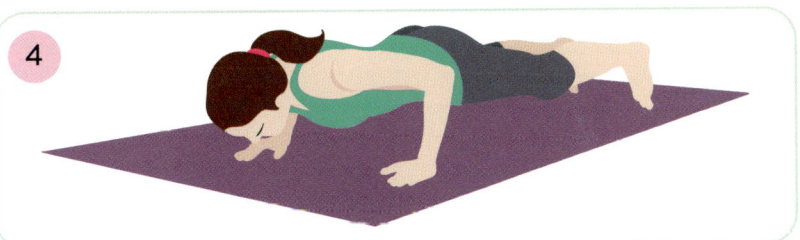

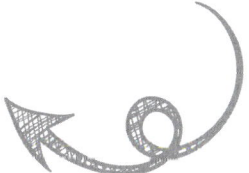

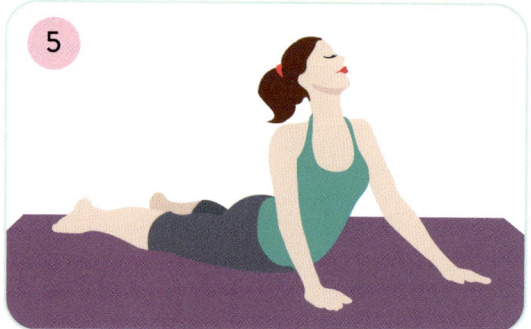

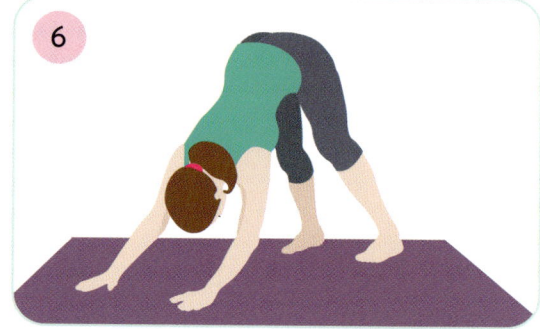

## 5. Asana (Aufschauender Hund)

- Einatmen.
- Den Oberkörper hochstemmen und dabei »das Herz öffnen« (die Dehnung im Brustkorb wahrnehmen und die Energie durch das Herz und die gesamte Brustregion strömen lassen).
- Die Füße rollen dabei auf den Spann, die Fußsohlen zeigen nach oben.
- Die Fußspitzen strecken.
- Die Handflächen liegen gerade auf dem Boden auf.
- Lege den Kopf leicht in den Nacken (nicht zu weit!).
- Das Gewicht ruht auf Händen und Fußrücken.

## 6. Asana (Hinabschauender Hund)

- Ausatmen.
- Schwinge die Hüften nach oben.
- Die Füße rollen zurück vom Spann auf die Zehen, die Füße stehen parallel und etwa hüftbreit auseinander.
- Die Handflächen liegen flach auf dem Boden, die Finger sind leicht gespreizt.
- Den Kopf entspannt hängen lassen, die Augen blicken in Richtung Knie.
- Die Fersen ruhen, wenn möglich, auf dem Boden.
- 5-mal aus- und einatmen. Dabei auf die Bandhas und die Atmung achten.

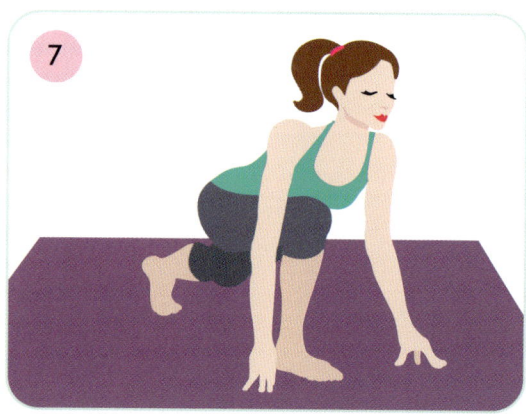

## 7. Asana

- Einatmen.
- Zuerst den rechten, dann den linken Fuß zwischen den Händen aufsetzen.
- Die großen Zehen berühren sich.
- Den Kopf heben und den Rücken strecken.
- Die Knie sind durchgestreckt oder leicht gebeugt.

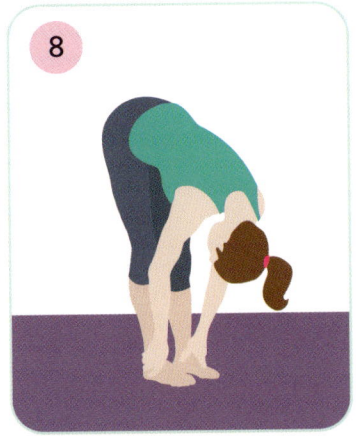

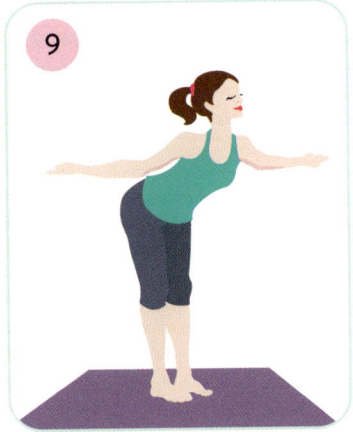

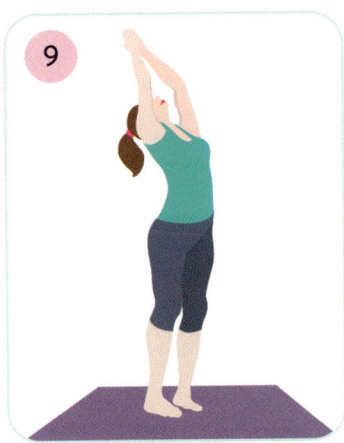

## 8. Asana

- Ausatmen.
- Den Oberkörper senken.
- Den Kopf Richtung Knie führen, wenn möglich bis an die Knie heranziehen.

## 9. Asana

- Einatmen.
- Hände vom Boden lösen und den Körper aufrichten.
- Arme dabei seitlich nach oben führen, bis sich die Handflächen über dem Kopf berühren.
- Den Kopf heben.
- Die Oberschenkel anspannen.
- Sich weit nach oben strecken.
- Die Kraft schießt in die Arme bis zu den Fingerspitzen.

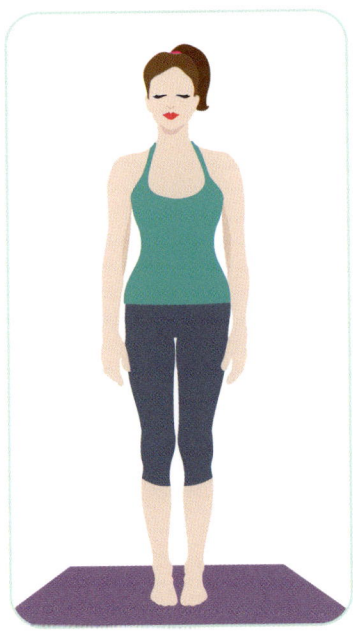

## Schlussposition (Bergstellung)

- Ausatmen.
- Die Arme senken.
- Die Bergstellung einnehmen und gerade stehen.
- Wiederhole die gesamte Sequenz von der Bergstellung als Anfangs- bis zur Bergstellung als Schlussposition 3- bis 5-mal.

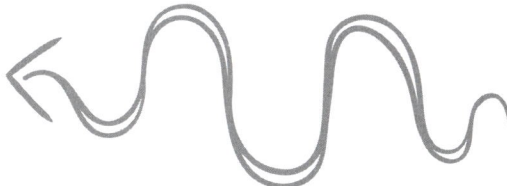

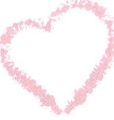

Wenn ich aber merke, dass mir das Üben besonders guttut, hänge ich noch einige meiner Lieblingsasanas dran, z. B. den herabschauenden Hund, die Kriegerhaltung oder das Dreieck, am liebsten in einer Übungsfolge.
Zum Beispiel mit dieser:

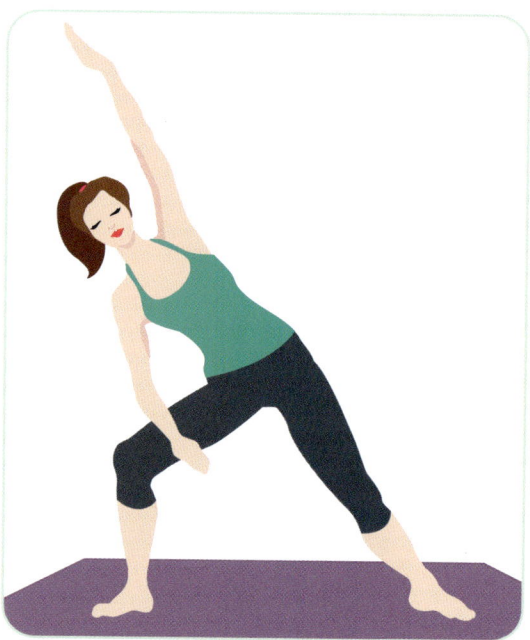

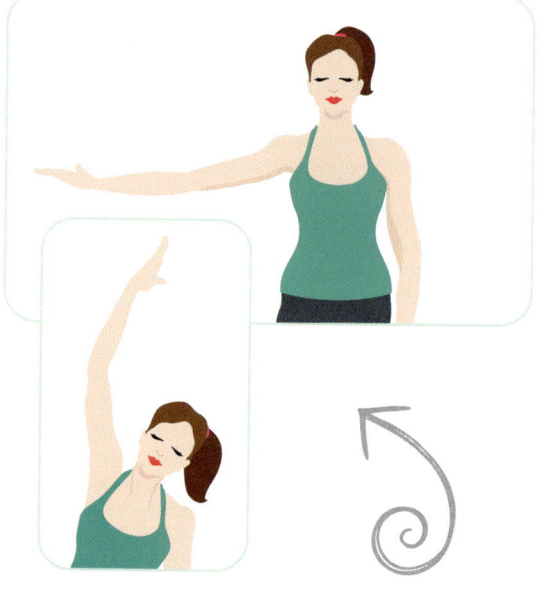

### Einfaches Dreieck

- Stelle dich mit gegrätschten, weit geöffneten Beinen aufrecht hin.
- Beuge dein rechtes Bein.
- Neige jetzt deinen Oberkörper beim Ausatmen nach rechts, wobei der linke, gestreckte Arm nach oben zeigt und der rechte Unterarm auf der Mitte des rechten Oberschenkels ruht.
- Verharre kurz in dieser Position und gehe langsam beim Einatmen in die Ausgangsposition zurück.
- Wiederhole die Übung dann zur anderen Seite.
- Drei Wiederholungen im Wechsel sollten es schon sein.

### Überleitung

- Stelle dich in die Grätschstellung; die Fußspitzen zeigen nach außen.
- Stütze dich mit der linken Hand auf der Mitte des linken Oberschenkels ab.
- Dein rechter Arm zeigt dabei nach außen.
- Atme jetzt tief und langsam durch die Nase ein und anschließend wieder ebenso langsam aus.
- Neige beim Ausatmen den Oberkörper langsam zur linken Seite.
- Atme wieder ein und kehre dabei langsam zur Ausgangsposition zurück.
- Wechsel danach zur anderen Seite und wiederhole die gesamte Atmung auf dieser Seite.
- Führe diese Flankenatmung 3-mal auf jeder Körperseite aus.

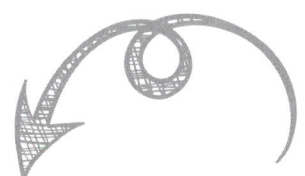
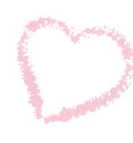

### Hund

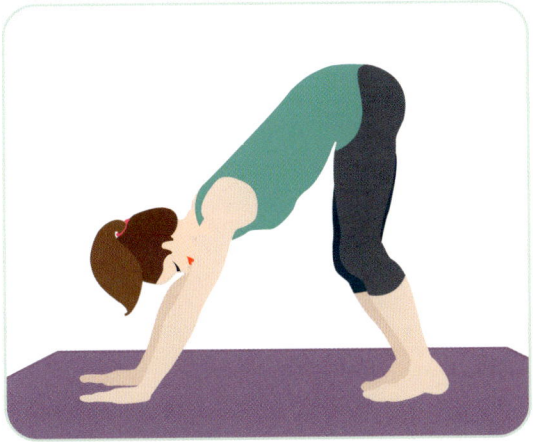

- Ausgangsposition beim Hund ist der Vierfüßlerstand, d. h. die Hände sind unter den Schultern und die Knie unter der Hüfte.
- Löse nun die Knie vom Boden und schiebe das Gesäß Richtung Decke.
- Versuche jetzt, die Fersen vorsichtig Richtung Boden zu senken.
- Nun versuche noch die Brust Richtung Oberschenkel zu schieben.
- Verharre hier einen Moment und senke dann die Knie wieder Richtung Boden ab.

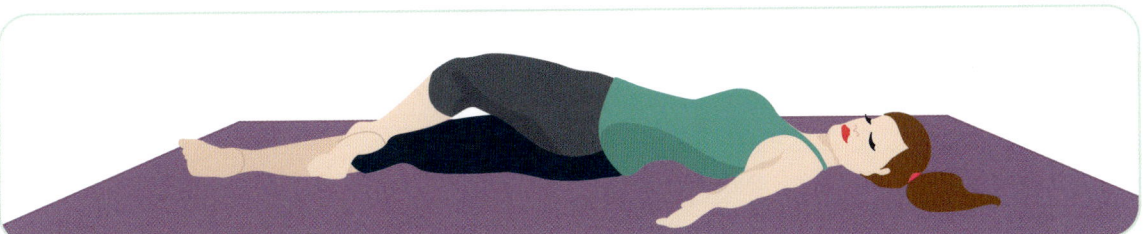

### Ausklang

- Lege dich auf den Rücken und strecke deine Arme zur Seite aus.
- Die Handflächen zeigen nach oben.
- Strecke das rechte Bein aus und setze den linken Fuß am Boden ab.
- Nun schiebe langsam das linke Knie zur rechten Seite (über das rechte Bein) und drehe dabei den Kopf zur linken Seite. Du empfindest jetzt diese Übung wie eine Verwindung des gesamten Rückgrats.
- Atme tief ein, halte den Atem einen Moment an und drehe dann beim Ausatmen den Kopf in einer ruhigen Bewegung nach rechts und deine Beine/Knie entsprechend nach links. Bei dieser Verwindung dreht das Becken mit, d. h. nur eine Gesäßhälfte bleibt im Kontakt mit dem Boden.
- Wiederhole die Übung zur anderen Seite.
- Wiederhole den Wechsel von einer zur anderen Seite mindestens 6-mal.

**137**

Diese Folge mit der Kriegerhaltung gefällt mir besonders gut, weil sie mich so gut erdet und in stressigen Zeiten wieder ins Gleichgewicht bringt.

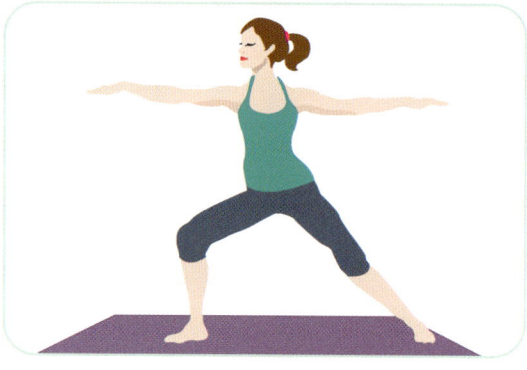

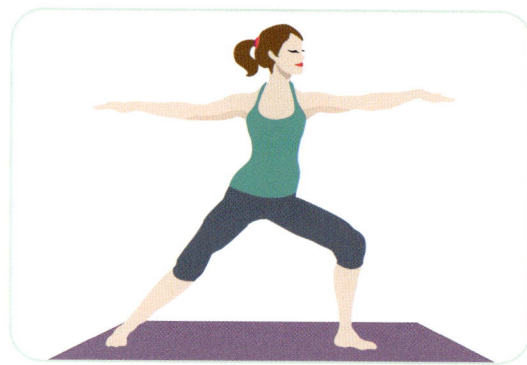

### Kriegerhaltung

- Einatmen.
- Die Hüfte und den rechten Fuß zur rechten Seite drehen.
- Der Blick geht ebenfalls nach rechts.
- Der Rumpf bleibt nach vorn ausgerichtet.
- Die Arme bis auf Schulterhöhe anheben.
- Die Fingerspitzen weisen nach oben.
- Ausatmen.
- Das Knie beugen und weit nach rechts in diese Haltung sinken.
- Der Blick ruht auf dem ausgestreckten rechten Arm.
- Verharre fünf Atemzüge lang in der Position.
- Einatmen.
- Zurück zur Mitte hochkommen.
- Ausatmen.
- Die Übung zur anderen Seite wiederholen.

### Überleitung

- Setze dich aufrecht hin, schließe deine Augen.
- Denke daran, ruhig und tief ein- und auszuatmen.
- Lege die Spitzen deiner Mittelfinger etwas oberhalb der Augenbrauen mittig auf die Stirn und lasse sie dort mehrmals hintereinander mit leichtem Druck über den sensiblen Druckpunkt kreisen.
- Lasse währenddessen die Kinnmuskulatur locker und halte nicht die Luft an.
- Dann streiche mit beiden Fingerspitzen über die Schläfen und straffe dabei deine Stirnpartie. Wiederhole dies ebenfalls mehrmals hintereinander.
- Dann lasse die Fingerspitzen einen Moment lang auf den Schläfen ruhen und presse diese anschließend in kurzen Zeitabständen mehrmals hintereinander.
- Öffne die Augen.
- Gleite nun zu den Ohrläppchen hinab, massiere diese, und knete danach die gesamte Ohrpartie Stück für Stück durch.
- Zum Abschluss streiche die Lymphbahnen an den Außenseiten des Halses entlang mit deinen Fingerspitzen kräftig von oben nach unten aus.
- Wiederhole diese Übung ebenfalls mehrmals.

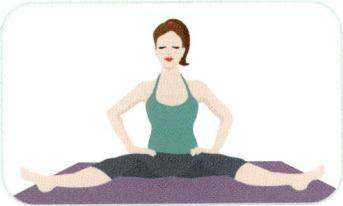 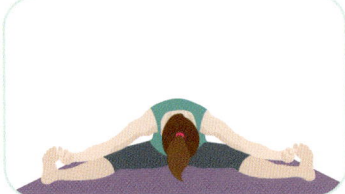 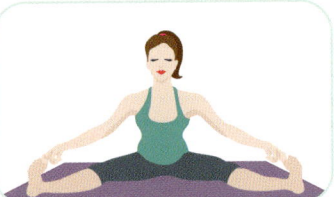

## Sitzender Winkel

- Einatmen.
- Die Beine weit auseinanderspreizen.
- Die großen Zehen mit Daumen, Zeige- und Mittelfinger umfassen.
- Die Wirbelsäule dehnen.
- Die Bandhas und Oberschenkel sind angespannt.

- Ausatmen.
- Den Oberkörper nach vorn beugen.
- Der Rücken ist gestreckt.
- Der Kopf bleibt oben, der Blick ist nach vorn gerichtet.
- Fünf Atemzüge in der Haltung verweilen.
- Einatmen.

- Den Oberkörper heben, der Kopf wird leicht in den Nacken gelegt, der Blick geht nach oben.
- Die Knie anwinkeln, die Zehen festhalten.
- Ausatmen.
- Die Position lösen.
- Zum Sitzen kommen.

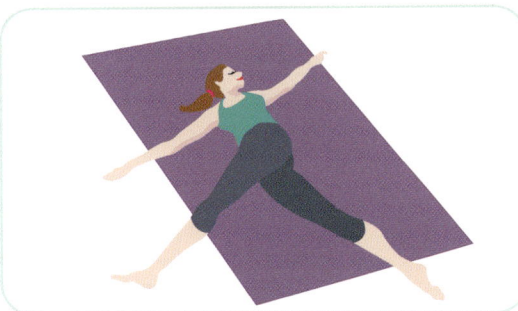

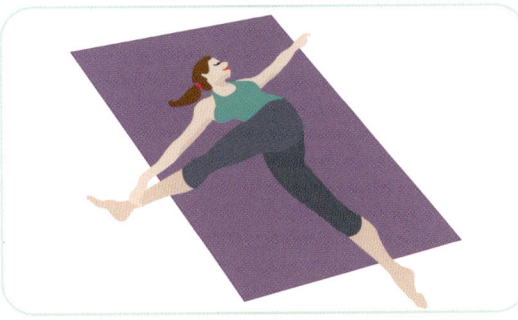

## Ausklang

- Einatmen.
- Das linke Bein anwinkeln, den Fuß auf die Höhe des Knies bringen.
- Ausatmen.
- Knie zur rechten Seite dehnen.
- Das Bein ganz ausstrecken, den Fuß dabei, wenn möglich, mit der rechten Hand fassen.
- Das Bein dehnen.
- Das Gesäß bleibt möglichst am Boden.
- Der Kopf dreht sich zur linken Seite.
- Die Position fünf Atemzüge lang halten.
- Einatmen.
- Das Bein anwinkeln und hochschwingen.
- Ausatmen.
- Die Position lösen und beide Beine ausstrecken.
- Die Übung zur anderen Seite wiederholen.

Noch ein kleiner Hinweis zum Schluss: Yoga kann dir in der Tat gut helfen zu entspannen und damit dein Immunsystem zu stärken. Aber wenn du krank bist, solltest du wirklich auf jede Art von Sport verzichten, auch auf Yoga. Dann ist dein Körper nämlich voll und ganz im Kampf gegen die Keime gefangen, und jede Ablenkung ist ein Hindernis auf dem Weg zur Genesung.

# ... und Klein

Anders als man vielleicht vermuten würde, ist Yoga durchaus auch für Kinder geeignet. Wie alle Formen von Bewegung schult Yoga ihr Körperbewusstsein und wirkt sich positiv auf ihre Haltung und Motorik aus. Ganz nebenbei lernen sie auch noch, wie man sich ganz bewusst entspannen kann. Bedenkt man, wie voll so ein Kinderleben sein kann, gar nicht so schlecht, finde ich.

Der körperliche Trainingseffekt ist ebenfalls nicht zu unterschätzen, denn durch die Asanas, die Übungen, wird die Muskulatur gestärkt, gedehnt und gestreckt. Das Ergebnis: Kräftige, unglaublich bewegliche kleine Yogis.

Wie man sich leicht vorstellen kann, üben Kinder ganz anders Yoga als Erwachsene, denn es geht ja in erster Linie um Spiel, Spaß, Entspannung und das Kennenlernen des eigenen Körpers, Konzentrationsfähigkeit und Selbstvertrauen werden ganz nebenbei gefördert. Wenn die Kinder noch klein sind, macht man die Asanas einfach vor, und die Kinder machen sie nach. Meine Kinder mochten in diesen Zeiten am liebsten Asanas, in denen irgendwie Tiere und Natur vorkommen, zum Beispiel den Hund, die Katze, die Kobra oder den Baum, und wenn ich dazu noch eine kleine Geschichte erzählt habe, waren sie besonders eifrig bei der Sache.

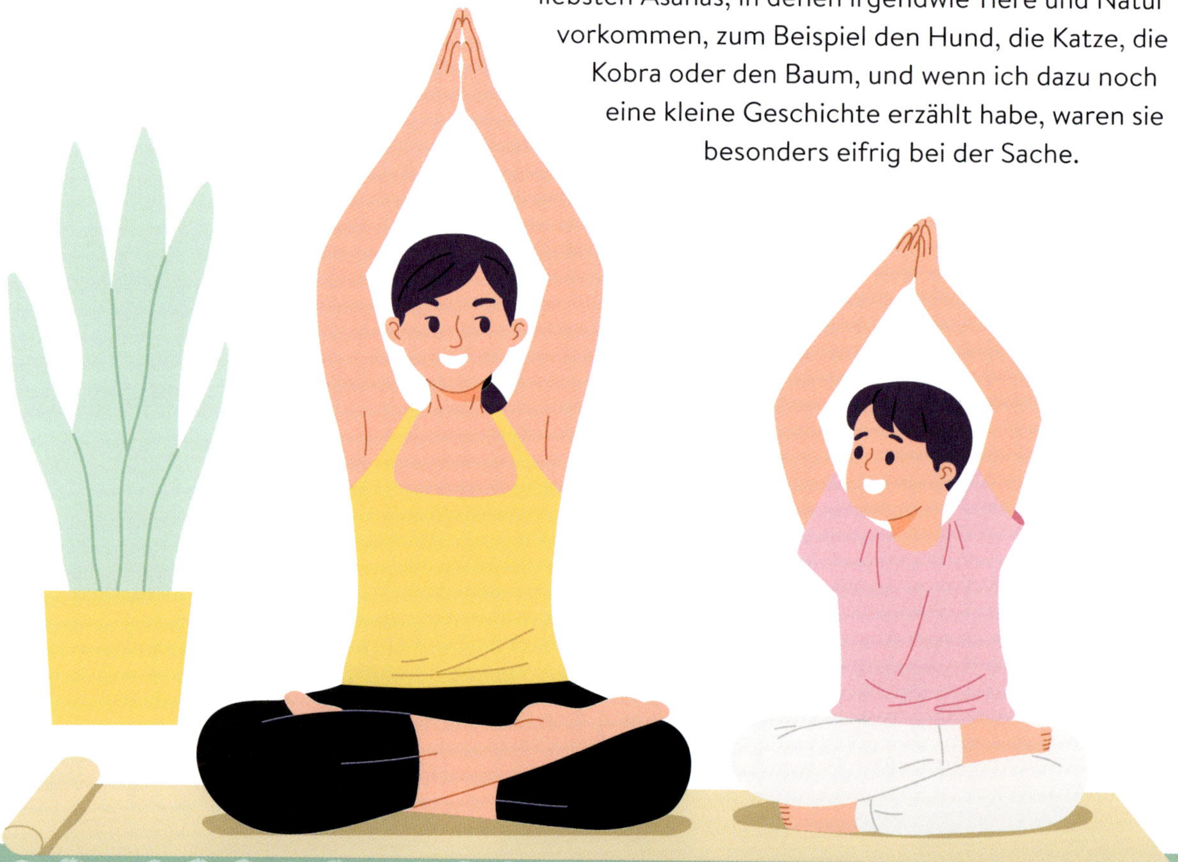

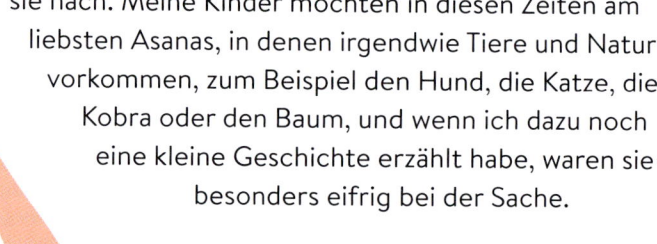

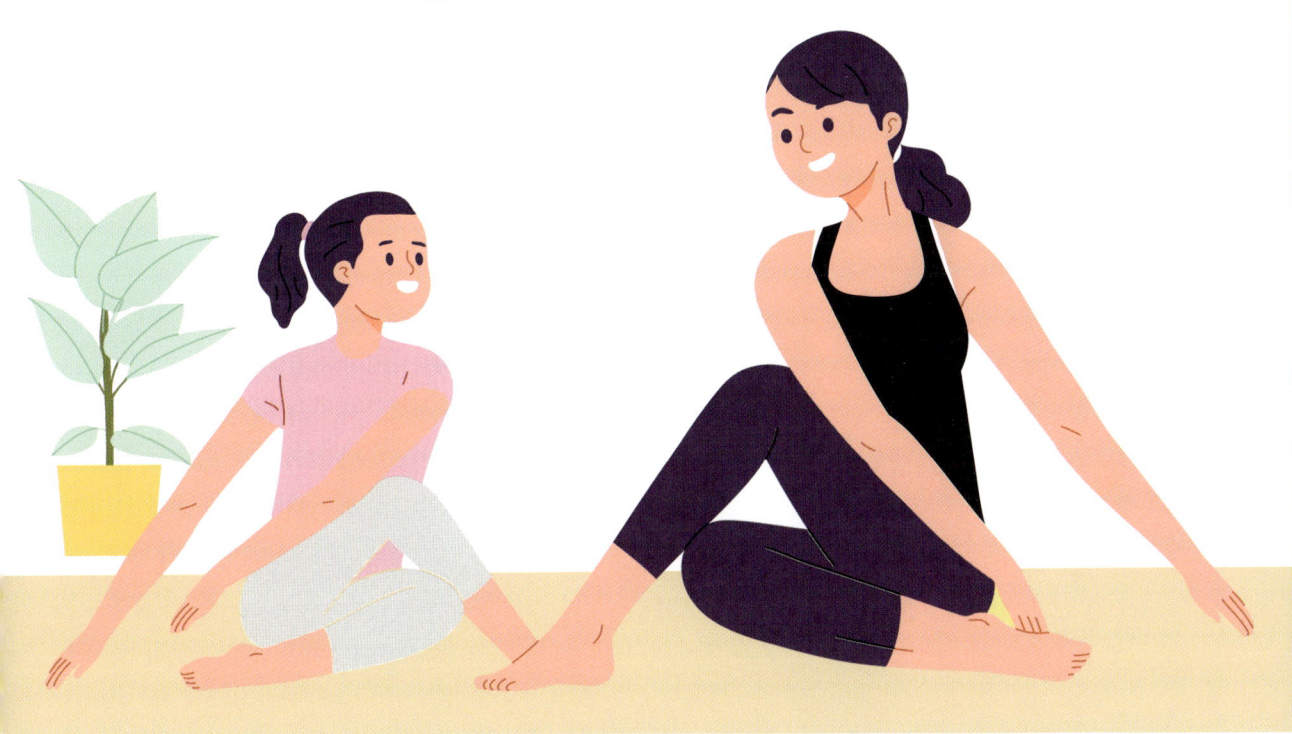

Beim Hund klang das zum Beispiel so:
„Es war einmal ein kleiner Hund, der freute sich immer ganz fürchterlich, wenn sein Frauchen nach Hause kam. Dann bellte er ganz laut und wackelte fröhlich mit dem Schwanz. Macht doch auch mal wie der kleine Hund." Und schon kugelten sich zwei kleine Welpen durchs Wohnzimmer. Je älter sie wurden, desto leichter ist es ihnen gefallen, das nachzumachen, was ich ihnen vorgeturnt habe. Zusätzlich habe ich ihnen dann noch mit einfachen Worten erklärt, was sie tun sollen. Beim Hund zum Beispiel: „Geht auf alle viere, sodass die Hände unter den Schultern sind und die Knie unter den Hüften, als wärt ihr ein Tisch. Hebt dann den Po so weit in die Luft, dass Arme und Beine gestreckt sind." Mit dem Po wackelt meine Tochter bei dieser Übung übrigens bis heute … Kinder, die schon länger Yoga üben und auch in der Lage sind, längere Sequenzen zu verstehen, haben häufig auch Spaß daran, den Sonnengruß zu machen.

Im Internet findet ihr natürlich jede Menge tolle Anregungen für Yoga-Übungen mit Kindern. Außerdem hat meine frühere Yoga-Lehrerin mir ein paar Tipps mit auf den Weg gegeben, und manchmal konnte ich sogar meinen Mann dafür begeistern, mit uns auf die Yoga-Matte zu gehen. Leider kommt das inzwischen nicht mehr so häufig vor. Wir sind ihm wohl zu gut geworden …

# Alternativ entspannen

Wenn – auch sanfte – Bewegung für dich nicht das Richtige ist, um zur Ruhe zu kommen, helfen dir vielleicht Methoden wie autogenes Training und progressive Muskelentspannung, deinen Alltag und das Gedankenkarussell in deinem Kopf ein bisschen zu entschleunigen.

Beim **autogenen Training** programmierst du deinen Körper gewissermaßen auf Entspannung. „Erfunden" wurde diese Technik von einem Psychiater namens Johannes Heinrich Schultz, der beobachtet hatte, dass Menschen, die entspannt sind, häufig von einer gewissen Schwere und Wärme in den Gliedmaßen und im Bauch berichten und einen sehr regelmäßigen Herzschlag haben. Seine Idee war nun, durch bestimmte Gedankenübungen diese Symptome zu erzeugen und damit auf umgekehrtem Weg für Entspannung zu sorgen. Ich habe es selbst noch nicht ausprobiert, aber es scheint zu funktionieren. Zumindest bezuschussen die Krankenkassen Kurse für autogenes Training, und es gibt auch Anleitungen, um es alleine zu lernen. Allerdings empfehlen Menschen aus meinem Umfeld, die sich damit auskennen, zum Erlernen der Grundlagen einen Kurs zu machen. Danach kann man dann prima alleine weitermachen.

Grundlage der **progressiven Muskelentspannung** ist das An- und Entspannen der verschiedenen Muskelgruppen des Körpers buchstäblich vom Scheitel bis zur Sohle. Man spannt eine Muskelgruppe erst mal zehn Sekunden lang an, um sie im Anschluss dann mindestens 30 Sekunden lang zu entspannen. Dabei horcht man in sich hinein und beobachtet die verschiedenen Empfindungen, die durch diesen Wechsel aus An- und Entspannung ausgelöst werden. Durch die Muskelentspannung kommt es dann zu einer allgemeinen Entspannung von Körper und Geist. Und das ist ja genau das, was man braucht, um etwas Fahrt aus dem Alltag zu nehmen. Auch diese Entspannungsmethode kann man in Kursen der verschiedensten Anbieter erproben oder im Selbststudium zu Hause mit einer App oder mithilfe von YouTube-Videos erlernen.

Beide Methoden eignen sich übrigens auch für Kinder. Die Schule meines Sohnes bietet zum Beispiel Kurse an, aber er ist leider bis jetzt noch nicht hingegangen, obwohl ihm das bestimmt gut täte …

## Mal anders baden

Hast du schon einmal von **Shinrin-Yoku** gehört? Der Begriff bezeichnet eine japanische Tradition und bedeutet so viel wie „Waldbaden" oder „Einatmen der Waldatmosphäre". Shinrin-Yoku kann man auf einem Spaziergang oder einer Wanderung betreiben, aber Bewegung ist nicht zwingend Bestandteil dieser Entspannungsübung: Du kannst dich auch einfach ins Laub legen oder auf einen Baumstumpf setzen, um die Ruhe zu genießen und den Alltag eine Weile hinter dir zu lassen. Und damit nicht genug: Waldbaden stärkt auch noch aktiv das Immunsystem. Das liegt an den sogenannten Terpenen. Dabei handelt es sich um mikrobiologische Duftstoffe, mit denen sich Bäume und Pflanzen gegenseitig vor Schädlingen warnen und diese Schädlinge abwehren. Und praktischerweise bleiben sie auch auf den Menschen nicht ohne Wirkung: Man hat festgestellt, dass sich nach einem entspannenden Waldspaziergang die Zahl der weißen Blutkörperchen, die unter anderem für die Abwehr von fremden Keimen und Krebszellen zuständig sind, nahezu verdoppelt. Und es braucht nicht mehr als eine Stunde im Wald, damit Blutdruck und Puls sinken und Stresshormone reduziert werden. Ich wusste doch schon immer, dass meine Familie im Wald gut aufgehoben ist.

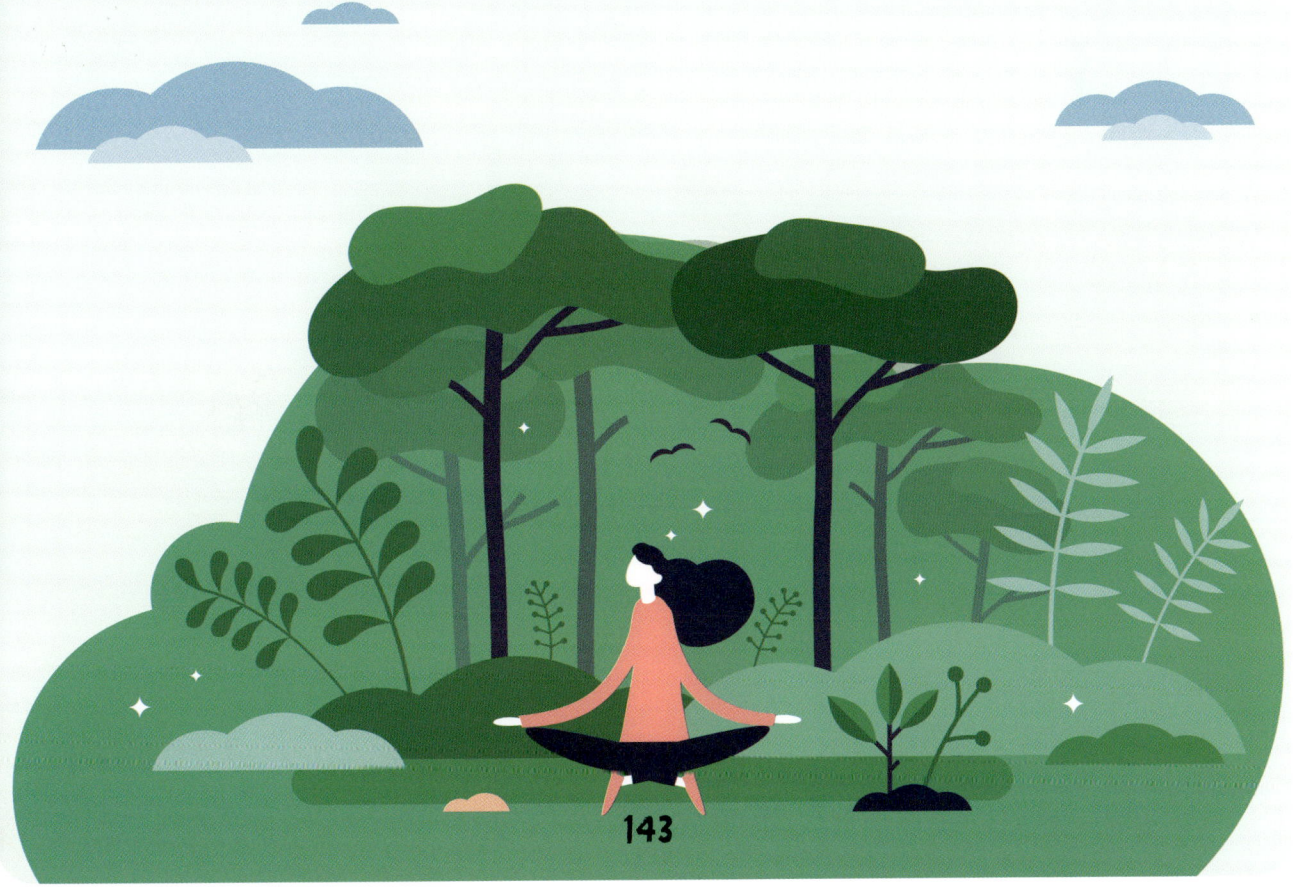

143

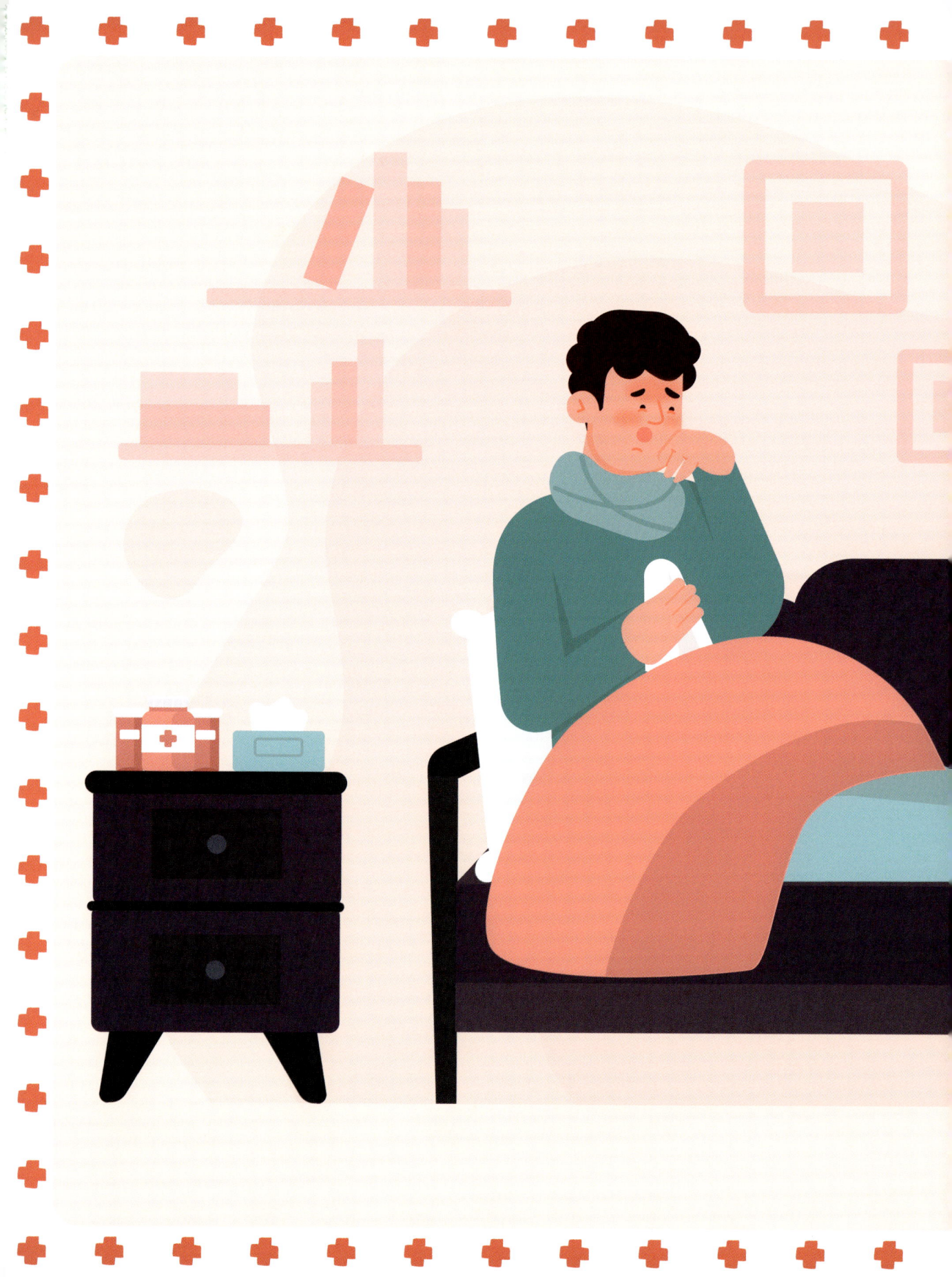

# HAUSMITTEL

Manchmal erwischt sie einen doch, die lästige Erkältung oder die fiese Magen-Darm-Grippe, und das, obwohl man zu Hause und unterwegs auf Hygiene geachtet hat, einem ausgewogenen Ernährungs- und Bewegungsprogramm gefolgt ist und es im stressigen Alltag auch an Entschleunigung nicht fehlte. Doch ich habe eine gute Nachricht für dich: Bei einem leichten Verlauf mit bekannten Symptomen, die nicht länger als üblich andauern, gibt es eine ganze Flut von Hausmitteln, die euch helfen können, rasch wieder auf die Beine zu kommen. Im Folgenden findest du vor allem Tipps und Rezepte, die sich ganz einfach mit dem umsetzen lassen, was man im Normalfall sowieso zu Hause hat. Schließlich soll und will man ja mit Fieber, Brummschädel oder Magengrummeln nicht das Haus verlassen. Zeichnet sich allerdings nach zwei, drei Tagen noch keine Besserung des Zustands ab, rate ich dir dringend, einen Arzt aufzusuchen.

# Hausmittel
## bei Erkältung

Eine grippale Infektion, also die klassische Erkältung, verläuft in typischen Phasen. Schon bald nach der Infektion kommt es zu ersten Symptomen: Mattigkeit, Kopf- und Gliederschmerzen und Halsweh sind eindeutige Zeichen dafür, dass eine Erkältung im Anzug ist. Nach ein bis zwei Tagen ist die Nase dann verstopft und läuft, zu den Halsschmerzen kommen Schluckbeschwerden und manchmal auch leichtes Fieber. Diese Phase dauert drei bis vier Tage, und du verbringst sie am besten im Bett. Danach geht es dir zwar im Normalfall wieder besser, sprich die Nase ist wieder frei, Kopf- und Gliederschmerzen verabschieden sich langsam. Leider kommt in dieser Phase gerne ein neues Feature dazu: der gemeine trockene Husten, der sich im weiteren Verlauf häufig zu einem festsitzenden Husten mit zähem Schleim entwickelt. Kennt man eigentlich alles.

Zur Linderung der Symptome gibt es erfreulicherweise allerlei Hausmittel, die du leicht selbst herstellen (lassen) kannst.

## HALSSCHMERZEN

Halsschmerzen sind nicht immer unbedingt ein Erkältungssymptom. Wenn du in Räumen mit trockener oder verrauchter Luft ausdauernd laut geredet oder gesungen hast – der Karneval lässt grüßen –, können deine Stimmbänder dir das übel nehmen. Die Folgen sind – ähnlich wie bei einer Erkältung – Halsweh, Schluckbeschwerden und eine belegte Stimme. Aber dagegen ist ja Gott sei Dank ein Kraut gewachsen …

### Salbeitee zum Gurgeln

Der lateinische Name des Salbeis lautet übrigens *Salvia officinalis* und lässt seine heilende Wirkung schon ahnen, denn „Salvia" kommt von „salvus", was „gesund, weise" bedeutet. Salbei wurde bereits im Mittelalter zur Behandlung von Atemwegserkrankungen verwendet. Hildegard von Bingen zum Beispiel empfahl die Heilpflanze gegen „schlechte Säfte" und Verschleimung. Und das Gute ist: Ein Salbeitee ist schnell gekocht.

**Zutaten**
2 Tl getrocknete
 Salbeiblätter
1 Tasse kochendes Wasser

**Zubereitung**
Die Salbeiblätter mit dem kochenden Wasser übergießen und den Tee zehn Minuten ziehen lassen. Anschließend abgießen. Mindestens zweimal pro Tag mit dem Tee gurgeln.

## Kartoffelwickel

Ich sage es dir ganz ehrlich: Als Kind habe ich immer so lange wie möglich verheimlicht, dass ich Halsschmerzen hatte, denn ich fand so einen Kartoffelwickel immer irgendwie blöd – auch wenn er wirklich geholfen hat. Heute bin ich schlauer, und Halsschmerzen werden bei uns so gut wie immer mit diesem Hausmittel bekämpft – wobei ich den Verdacht habe, dass meine Kinder in meine Fußstapfen treten ...

Für den Wickel kochst du einige Kartoffeln und zerkleinerst sie. Dann packst du sie, noch warm, aber nicht zu heiß, in ein sauberes Tuch, das du dir – oder dem Patienten respektive der Patientin – möglichst eng um den Hals legst. Dort bleibt er dann mindestens eine Stunde.

## Mit Salz gegen Schmerzen im Hals

Wenn es um Halsschmerzen geht, schwört meine Schwägerin auf Salz. Zum einen kann man mit **Salzwasser** gurgeln. Das Salz desinfiziert den Rachenraum und sorgt gleichzeitig dafür, dass die Schleimhäute wieder abschwellen. Und praktisch ist es auch. Du musst nämlich nicht mehr tun, als einen Teelöffel Salz in einem Viertelliter warmem Wasser aufzulösen und zu gurgeln – am besten alle zwei Stunden.

Ebenfalls schnell gemacht ist ein **Salzwickel**: Einfach eine Handvoll Salz in möglichst warmem Wasser auflösen, ein geeignetes Tuch (Baumwollhalstuch oder Geschirrtuch) in der Flüssigkeit tränken und anschließend gut auswringen. Dieses Tuch bekommt der Patient dann um den Hals, darüber kommt ein trockener Seiden- oder Wollschal. Die Wärme lindert die Beschwerden unmittelbar, die Feuchte verlängert die Hitzewirkung, und das Salz wirkt zudem abschwellend, was die Schluckbeschwerden mindert. Der Umschlag kann so lange am Hals bleiben, bis er merklich abkühlt, wenn es nicht unangenehm ist, auch über Nacht.

## Meerrettich-Möhren-Honig-Sirup

Bereits in der Antike wusste man um die antibiotische, schmerzlindernde und reinigende Wirkung der weißen Meerrettichwurzel. Kombiniert mit Möhren und Honig, wird daraus ein Sirup, der Halsschmerzen lindert – und bei meinen Kindern deutlich beliebter ist als der weiter oben beschriebene Kartoffelwickel.

### Zutaten
5 Tl geriebener Meerrettich
3 Tl geriebene Möhren
250 ml Honig

### Zubereitung
Alles vermischen und ruhen lassen. Nach 24 Stunden solltest du die Lösung abfiltern und kühl lagern. Man nimmt davon dreimal täglich einen Teelöffel nach den Mahlzeiten.

# HEISERKEIT

Man kennt das: Die Stimme klingt wie ein Reibeisen, jedes gesprochene Wort bedeutet Anstrengung, und das Schlucken tut weh. Ursache dafür sind häufig durch eine Infektion ausgelöste Schwellungen der Stimmbänder oder der Schleimhaut im Halsbereich.

## Warme Zwiebelmilch

Bei Heiserkeit solltest du unbedingt einmal die heilsame Wirkung von Honig und Zwiebeln in Verbindung mit warmer Milch erproben. Hier lautet die Devise: Viel hilft auch viel (was mein rheinisches Herz höherschlagen lässt). Denn viel Flüssigkeit ist die wichtigste Empfehlung bei Heiserkeit. Die natürliche antibiotische Wirkung von Honig und Zwiebeln in Kombination mit der wohltuenden Wärme der Milch (nicht über 40 °C erhitzen, da dann die heilsamen Substanzen verloren gehen) sorgt dafür, dass die Stimmbänder bald wieder besser schwingen können.

**Zutaten**
2 große Zwiebeln
500 ml warme Milch
reichlich Honig

**Zubereitung**
Die Zwiebeln in Ringe schneiden, ca. eine halbe Stunde in der warmen Milch ziehen lassen. Die Milch abseihen, mit Honig süßen und warm trinken.

## Milch-Brötchen-Halswickel

Milch unterstützt den Heilungsprozess nicht nur von innen, sondern auch von außen. Für einen lindernden Halswickel legst du zwei altbackene Brötchen in einen Topf und übergießt sie mit 250 ml Milch. Die Milch im Topf erwärmen und die Brötchen zerdrücken, bis ein Brei entsteht. Diesen Brei dick auf den Hals auftragen, mit einem Tuch abdecken und 20 bis 30 Minuten einwirken lassen.

# SCHNUPFEN UND VERSTOPFTE NEBENHÖHLEN

Was den guten alten Schnupfen angeht, so sind sich die medizinische Fachwelt und meine Großmutter durchaus einig: Er kommt drei Tage, bleibt drei Tage und geht drei Tage. Doch keine Angst, es gibt durchaus das eine oder andere Hausmittel, das dir über diese Zeit hinweghelfen kann.

## Kamillendampfbad

Zugegeben, es gibt wirklich Amüsanteres, als über einem Kamillendampfbad zu schwitzen, aber es hilft wirklich wunderbar gegen die geschwollenen Nasenschleimhäute, die uns beim Schnupfen das Atmen so schwer machen. Und wenn die Schleimhäute abgeschwollen sind, findet auch das dickflüssige Schnupfensekret aus den Nebenhöhlen wieder einen Weg nach draußen.

Wie du das Dampfbad richtig anwendest, kannst du im SOS-Erkältungstipp auf S. 14 nachlesen.

Statt einer Schüssel kannst du natürlich auch einen professionellen Dampfinhalator aus der Apotheke verwenden. Je nach Befinden empfiehlt sich dreimal täglich eine fünf- bis zehnminütige Inhalation.

## Nasenspülung

Nicht jedermanns Sache, aber bei Schnupfen durchaus zu empfehlen ist eine Nasendusche.

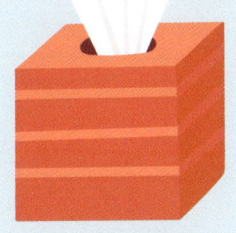

Ich habe mir irgendwann mal eine Nasendusche mit fertig abgepacktem und dosiertem Nasenspülsalz im Drogeriemarkt gekauft, aber das ist gar nicht unbedingt nötig, denn man kann die Nasenspülung auch mit einer 0,9-prozentigen Kochsalzlösung aus der Apotheke oder aus heimischer Herstellung buchstäblich aus der hohlen Hand machen.

Falls du die Kochsalzlösung selbst machen möchtest, mischst du einen Liter lauwarmes Wasser mit 9 Gramm Salz – oder du füllst das Wasser in einem sauberen Becher und rührst einen halben gestrichenen Teelöffel Kochsalz hinein.

Dann beugst du dich über das Waschbecken. Wenn du eine Nasendusche verwendest, lässt du die Kochsalzlösung in ein Nasenloch hineinlaufen und durch das andere Nasenloch abfließen. Achte dabei darauf, gleichmäßig durch den Mund zu atmen. Dann wechselst du das Nasenloch. Alternativ gießt du etwas Salzwasser aus dem Becher in deine hohle Hand und saugst es vorsichtig in ein Nasenloch ein. Anschließend schnaubst du die Lösung über dem Waschbecken wieder aus. Das machst du ebenfalls mit beiden Nasenlöchern. Danach ist dein Nasenraum erst mal bakterien-, viren- und staubfrei. In der Heuschnupfensaison kann so eine Nasenspülung übrigens ebenfalls ziemlich erleichternd sein.

# Ingwerkompresse

Ingwer ist mit seiner antibakteriellen Wirkung ja ein echter Tausendsassa. Mich wundert es jedenfalls nicht, dass er auch bei Schnupfen und verstopften Nasennebenhöhlen hilft.
Für eine Ingwerkompresse schneidest du ein daumengroßes Stück frischen Ingwer in kleine Stücke und zerdrückst sie dann mit der Knoblauchpresse. Den Saft und die Fasern verrührst du dann in einer kleinen Schale, wärmst das Ganze im Wasserbad und schlägst den Brei anschließend in ein dünnes Tuch ein und legst die Kompresse zehn bis 30 Minuten warm auf die Wangen oder die Stirn.

# Meerrettichsirup

Wenn du schon einmal Meerrettich gerieben hast, weißt du sicher, wie gut seine scharfen Dämpfe die Atemwege durchputzen können. Vielleicht ist ja der nächste Schnupfen eine gute Gelegenheit, mal wieder Tafelspitz mit Meerrettichsauce auf den Tisch zu bringen. Dann kannst du gleich in einem Rutsch diesen Meerrettichsirup zubereiten, dessen Wirkstoffe die entzündeten Schleimhäute abschwellen lassen und die Atemwege stärken und schützen.

## Zutaten

2 El geriebene
    Meerrettichwurzel
Zwiebelsaft
Honig

## Zubereitung

Alle Zutaten verrühren. Alle zwei Stunden einen Teelöffel davon nehmen.

## TIPP:

Zwiebelsaft hilft auch prima gegen Husten.
Du kannst ihn ganz einfach selbst herstellen.

## Zutaten

1–2 Speisezwiebeln
3 El Honig

## Zubereitung

Zwiebel würfeln, dann Zwiebelstücke und Honig in ein Schraubglas schichten. Gut verschließen und über Nacht ziehen lassen.
Den ausgetretenen Saft durch ein feines Sieb, ein Tuch oder einen Kaffeefilter abseihen und in einem verschließbaren Behälter kühl lagern.

# FIEBER

Eigentlich ist Fieber ja eine gute Sache. Es handelt sich um eine Art Kampfansage gegen Bakterien, Viren und Parasiten: Der Körper wehrt sich, indem er seine Kerntemperatur erhöht. Darum sollte man Fieber auch nicht unterbinden. Allerdings kannst du den Körper bei seinem Ringen mit den Erregern unterstützen.

## Heißer Holundersaft

Warm getrunken, wirkt der Saft aus schwarzen Holunderbeeren schweißtreibend, und das Schwitzen macht Viren, Bakterien und sonstigen Parasiten den Garaus. Außerdem enthält Holunder extrem viel Vitamin C, das stabilisierend auf das angeschlagene Immunsystem wirkt.

### Zutaten
2,5 kg Holunderbeeren
1,5 kg Zucker
1 l Wasser
½ Zitrone

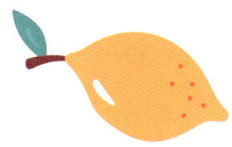

### Zubereitung
Die Beeren (Erntezeit im Spätsommer/Herbst) waschen, mit einer Gabel von den Stielen lösen, in einen Entsafter geben und den aufgefangenen Saft ca. zehn Minuten kochen. Zucker und den Saft einer halben Zitrone zugeben und den Saft noch einmal aufkochen. Wer will, kann den Zucker auch weglassen. Den noch heißen Saft in heiß ausgespülte Flaschen abfüllen, die sofort verschlossen werden müssen. Den Holundersaft nach dem Abkühlen dunkel und kühl aufbewahren.

## Weidenrindentee

Unangenehme Begleiterscheinungen von Fieber sind Beschwerden wie Kopfschmerzen, Mattigkeit und Frösteln, manchmal auch Schüttelfrost. Linderung verschafft da ein Tee aus Weidenrinde, die einen Wirkstoff enthält, der dem Schmerz- und Fiebermittel Acetylsalicylsäure (ASS) – landläufig als Aspirin bekannt – ähnelt. Extrakte der Weidenrinde werden schon seit Jahrhunderten gegen Schmerzen und Fieber eingesetzt. Weidenrinde ist in der Apotheke erhältlich.

Im Gegensatz zu anderen Tees bereitet man Weidenrindentee nicht mit heißem Wasser zu, sondern setzt die Rinde mit kaltem Wasser an, das man dann zum Kochen bringt. Anschließend den Tee von der Herdplatte nehmen und fünf Minuten ziehen lassen, dann abseihen und trinken.

**Hinweis:** Bei sehr hohem Fieber über 39 °C und wenn das Fieber länger anhält, solltest du die Ursache von deiner Ärztin oder deinem Arzt abklären lassen, und bei – insbesondere kleinen – Kindern ist eine ärztliche Begutachtung schon nach einem Tag angemessen.

# HUSTEN UND BRONCHITIS

Wie auch Fieber ist Husten ein wichtiger Schutzmechanismus des Körpers, denn er befördert Reizstoffe, Entzündungssekrete oder Fremdkörper gewissermaßen zum Fenster hinaus. Dennoch kann er manchmal ganz schön störend sein, etwa wenn man schlafen möchte oder viel reden muss. Zur Linderung des Hustenreizes und für ein leichteres Abhusten gibt es allerlei wirkungsvolle Hausmittel.

## Spitzwegerichsirup

Auch wenn du spontan kein Bild zu dieser Pflanze im Kopf hast, bin ich sicher, dass du schon unzählige Male an Spitzwegerich vorbeispaziert bist, denn man begegnet ihm oft in kleinen Wiesen, am Wegesrand entlang von Äckern und Wäldern und sogar auf kleinen innerörtlichen Grünflächen. Wegen seiner reizmildernden und leicht hustenlösenden Wirkung wird er oft zur Behandlung von Entzündungen der Atemorgane sowie der Mund- und Rachenschleimhäute eingesetzt. Auch gut zu wissen: Bei Insekten- und Insektenstichen ist er, zerrieben und auf den Stich aufgetragen, kühlend und schmerzlindernd.

### Zutaten
25 g Spitzwegerich
500 ml Wasser
175 ml Waldhonig

### Zubereitung
Den Spitzwegerich mit dem Wasser aufkochen, eine halbe Stunde ziehen lassen, abgießen, erneut aufkochen und auf etwa die Hälfte einkochen lassen. Auf 40 °C abkühlen lassen, dann den Honig einrühren, bis er sich vollständig aufgelöst hat. Sirup in eine Flasche umfüllen und gut verschließen. Dreimal täglich einen Teelöffel nehmen.

## Hustensaft aus schwarzem Rettich

Das ist der Lieblingshustensaft meiner Kinder, was allerdings überhaupt nicht an seinem Geschmack liegt. Ihnen gefällt die Art, wie man ihn herstellt: Man braucht dazu einen schwarzen Rettich, Honig, eine Stricknadel und ein geeignetes Schraubglas. Als Erstes wird der Rettich ausgehöhlt, dann füllt man 2–3 Teelöffel Honig hinein und bohrt anschließend mit der Stricknadel ein Loch unten in den Rettich. Dann stellt man den Rettich in das Glas, das man an der Heizung platziert. Von dem unten austretenden Sirup nimmt man dann alle ein bis zwei Stunden einen Löffel.

## Meerrettich-Zwiebel-Honig

Ein naher Verwandter des Hustensaftes aus schwarzem Rettich ist dieser Sirup, der die antibakterielle Wirkung von Honig, Zwiebeln und Meerrettich kombiniert.

### Zutaten
1 El frisch geriebener
    Meerrettich
1 fein gehackte Zwiebel
5 Tl Honig
5 El Wasser

### Zubereitung
Zutaten verrühren und kurz zum Sieden bringen, abkühlen lassen und täglich fünfmal einen Teelöffel nehmen.

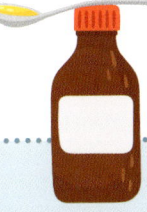

## Warmes Bier

Wenn dich ein fieser Reizhusten quält, kannst du es mal mit dieser Methode probieren. Mein Vater schwört darauf, aber für Kinder ist sie natürlich nicht geeignet. Trinke abends vor dem Schlafengehen einen halben Liter erwärmtes Bier, in das du vier Esslöffel Honig rührst. Das bringt dich ins Schwitzen und lindert den Husten.

## Möhrensirup

Möhren sind aufgrund ihres hohen Gehaltes an Vitamin C und den Vitaminen der B-Gruppe ebenfalls ein guter Verbündeter gegen Reizhusten & Co., denn sie stärken das Immunsystem. In Kombination mit entzündungshemmendem Honig ergeben sie einen Sirup, den auch meine Kinder bereit sind einzunehmen – den Meerrettich-Zwiebel-Honig verabscheuen sie nämlich mit Inbrunst.

### Zutaten
¼ l Möhrensaft (frisch aus
    dem Entsafter oder
    gekaufter Bio-Saft)
2 El Honig
etwas Wasser

### Zubereitung
Möhrensaft mit dem Honig und dem Wasser mischen und unter Rühren zu Sirup kochen. Man nimmt drei bis vier Teelöffel täglich.

# OHRENSCHMERZEN

Meine Kinder hatten früher ziemlich oft auch Ohrenschmerzen, wenn sie erkältet waren. Uns haben die folgenden Hausmittel eigentlich immer ganz gut geholfen.

## Zwiebelsäckchen

Darf ich vorstellen: der Klassiker unter den Hausmitteln gegen Ohrenschmerzen. Ein Zwiebelsäckchen wirkt nicht nur antibakteriell und entzündungshemmend, sondern durch die Wärme auch beruhigend und schmerzstillend.

### Zutaten
1 große Zwiebel, alternativ 2 kleine

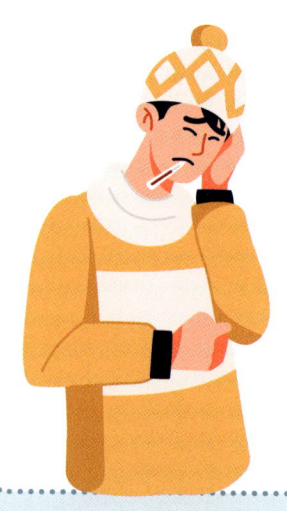

### Zubereitung
Zwiebel fein würfeln und in ein Baumwolltaschentuch einschlagen. Alternativ kannst du auch eine Baumwollsocke nehmen. Päckchen im Wasserbad erhitzen. Achtung: Es sollte möglichst nicht mit Wasser in Berührung kommen. Ist das Päckchen etwas wärmer als Körpertemperatur, vorsichtig ausdrücken, sodass der wertvolle Saft aus den Zwiebeln austritt und das Tuch/die Socke benetzt. Päckchen dann auf das schmerzende Ohr legen und mit einem Stirnband, einem Tuch oder einer Mütze fixieren. Das Päckchen sollte etwa 20 Minuten auf dem Ohr bleiben. Du kannst deinem Patienten oder deiner Patientin mehrmals täglich eine solche Zwiebelkompresse auflegen.
Wenn es schnell gehen soll, kannst du auch einfach den Saft aus einer Zwiebel pressen, ein geeignetes Pad damit tränken und dieses 20 Minuten auf das Ohr legen.

## Senfumschlag

Sollte dir der Geruch des Zwiebelsäckchens zu eigenwillig sein, kannst du es bei Ohrenschmerzen auch mal mit einem Senfumschlag probieren. Dafür mischst du etwas fein gemahlenes Senfmehl aus der Apotheke mit warmem Wasser zu einem Brei, den du mittig auf ein Baumwolltuch streichst. Dann schlägst du die Seitenränder des Tuches ein und legst die Senfpackung auf das kranke Ohr. Nach maximal zehn Minuten solltest du den Umschlag entfernen, damit die intensiven ätherischen Öle des Senfkorns die Haut nicht zu sehr reizen. Sollte sich die Haut während der Anwendung extrem röten oder brennen, musst du den Wickel sofort entfernen. Einen Senfwickel solltest du nicht häufiger als einmal täglich anwenden.

## Schnelle Kamillenkompresse

Ebenfalls rasche Hilfe bei Ohrenschmerzen leistet ein abgetropfter und abgekühlter Kamillenteebeutel, den du als Kompresse auf das schmerzende Ohr legst.

# KOPFSCHMERZEN

Kopfschmerzen sind eine Begleiterscheinung vieler Infekte, die uns gerne durch den Winter begleiten. Sind die Schmerzen nicht allzu schwer, kannst du sie häufig erfolgreich mit Hausmitteln bekämpfen. Häufig ist eine Ursache für den Kopfschmerz die fehlende Flüssigkeitszufuhr. Achte also auf jeden Fall darauf, ausreichend zu trinken.

## Vanilleextrakt

Als wirkungsvolles Naturheilmittel gegen Kopfschmerzen gilt vor allem die Vanille: Sie enthält ein ätherisches Öl, das schmerzlindernde und antiseptische Eigenschaften besitzt und dazu beiträgt, die Blutgefäße im Kopf zu entschlacken und frei zu machen.

### Zutaten
5 Vanilleschoten
250 ml Wodka, Weinbrand oder Rum

### Zubereitung
Die Vanilleschoten der Länge nach aufschneiden, dabei die Enden geschlossen lassen. Die Schoten in eine Flasche oder ein Glas geben, mit dem Alkohol auffüllen. An einen dunklen, kühlen Ort stellen, ca. vier Wochen ziehen lassen. Dabei häufiger schütteln. Vor dem Schlafengehen ca. ein bis zwei Teelöffel des Extraktes mit Wasser auffüllen und trinken – natürlich nur Erwachsene.

## Petersilie

Auch Petersilie wird eine wohltuende Heilwirkung bei Kopfschmerzen zugesprochen. Bei den ersten Anzeichen frische Petersilie kauen oder kleingeschnitten und in größerer Menge auf eine salzige Gemüsebrühe geben.

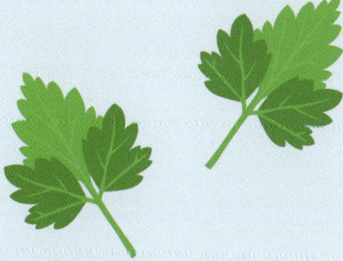

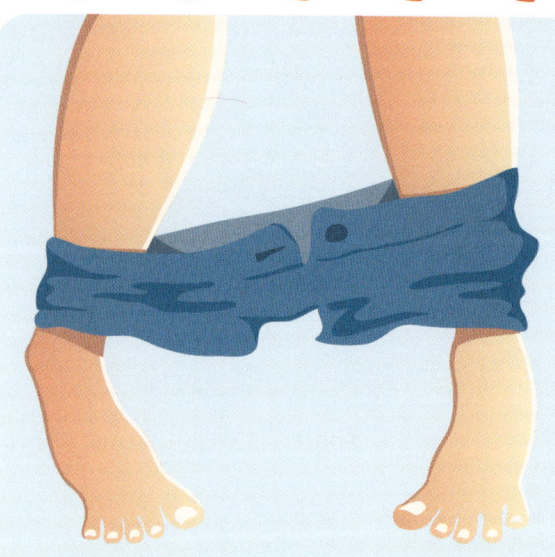

# DURCHFALL

Meistens fängt es mit Magendrücken, Bauchgrummeln und Darmkrämpfen an und endet mit einem Sprint zum Klo. Durchfall kann die verschiedensten Ursachen haben: Der Verzehr von darmanregendem Obst kann ebenso schuld sein wie verdorbene Lebensmittel oder ein fieser kleiner Virus. Gott sei Dank ist Durchfall meistens so schnell vorbei wie er gekommen ist. In der akuten Phase ist es wichtig, den Darm und die Darmflora zu unterstützen.

## Geriebener Apfel

Die Apfelmethode ist ein bewährtes Hausmittel bei Durchfall: Die Ballaststoffe der Äpfel quellen nämlich im Darm auf und nehmen dort das überschüssige Wasser auf. Allerdings muss der Apfel wirklich fein gerieben sein und vor dem Verzehr kurze Zeit ziehen. Wer keine Äpfel mag, kann seinen Darm auch mit fein geriebenen Möhren oder einer gequetschten Banane beruhigen.

## Hausgemachte Rehydratationslösung

Wer Durchfall hat, verliert übermäßig viel Wasser. Diese Rehydratationslösung hilft dir, den Flüssigkeitsverlust wieder wettzumachen und den Körper mit Elektrolyten zu versorgen.

**Zutaten**
½ Liter Mineralwasser
½ Liter Orangensaft
¾ Teelöffel Salz
8 gestrichene Tl Zucker

**Zubereitung**
Zutaten mischen und Flüssigkeit in kleinen Schlucken trinken.

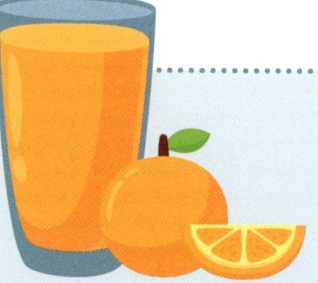

# ÜBELKEIT UND ERBRECHEN

Ich glaube, wenn ich die Wahl hätte, würde ich lieber drei fiebrige Erkältungen durchmachen als eine Magen-Darm-Grippe mit allem drum und dran. Leider hilft Wünschen allein in diesem Fall nicht, aber es gibt Gott sei Dank ein paar Hausmittel, die einem die einsamen Stunden erleichtern können, die man frierend zusammengerollt auf dem Badzimmerteppich verbringt.

## Wundermittel Zitrone

In Zitronen sind natürliche Wirkstoffe gegen Übelkeit enthalten, und mit ihren neutralisierenden Säuren können sie Brechreiz unterdrücken und die Verdauung unterstützen. Probiere mal, bei akuter Übelkeit ein Stückchen Zitrone zu kauen. Ich finde, das hilft wirklich.
Allerdings gibt es Menschen, denen das definitiv zu sauer ist. Zu denen gehört zum Beispiel meine Tochter. Wenn ihr übel ist, presse ich ihr eine Zitrone aus und rühre ein wenig Wasser unter den Saft. Diese Mischung trinkt sie dann in kleinen Schlucken.
Wenn der Patient den Gedanken an etwas Süßes ertragen kann, hilft ihm unter Umständen auch eine Mischung aus einem Teelöffel frisch gepresstem Zitronensaft mit einem Teelöffel Honig. Vielen Menschen hilft außerdem der Geruch von Zitrone gegen die Übelkeit. Du kannst ja versuchsweise mal die ausgepressten Zitronenhälften im Krankenzimmer liegen lassen.

## Ingwertee

Ingwer kann, wen wundert's, auch gegen Erbrechen helfen. Am besten kocht man sich einen Tee aus der scharfen Wurzel. Dazu ein Stückchen Ingwer schälen und in Scheiben schneiden, mit heißem Wasser aufkochen und rund eine Viertelstunde ziehen lassen. Das Gute an dem Tee ist, dass er außerdem den Flüssigkeitshaushalt reguliert. Wenn dir der Ingwer pur zu scharf ist, kannst du noch etwas Zitrone oder Pfefferminze zugeben, um für ein angenehmeres Aroma zu sorgen. Achtung: Schwangere sollten Ingwer nicht als Hausmittel verwenden, da er, in zu großen Mengen genossen, Wehen auslösen kann.

## Gemüse- oder Hühnersuppe

Eine heiße Suppe stärkt nicht nur bei Erkältungen, sondern sorgt auch bei Übelkeit und Erbrechen dafür, dass man ausreichend Flüssigkeit zu sich nimmt. Achte aber darauf, dass die Suppe nicht zu scharf und fett ausfällt. Die in der Kartoffel-, Möhren- und eventuellen Fleischeinlage enthaltenen Eiweiße sowie die Stärke binden die überschüssigen Magensäfte und lindern damit das flaue Gefühl in der Magengegend. Nicht zuletzt versorgt so eine Suppe dich auch noch mit Elektrolyten, die dir sowohl bei einer Magen-Darm-Grippe als auch bei einem Alkoholkater fehlen.

# BLASENENTZÜNDUNG

Von diesem Leid sind wir Frauen deutlich häufiger betroffen als Männer, und nur in den seltensten Fällen handelt es sich dabei um eine freudvoll erworbene Honeymoon-Disease, sondern um eine Folge von Stress, Verkühlung, mangelnder Flüssigkeitszufuhr usw. Wer eine Blasenentzündung hat, sollte möglichst auf Zitrussäfte sowie Kaffee und Alkohol verzichten. Häufig kommt man ja leider um die Einnahme von Antibiotika nicht herum, aber es gibt auch einige Hausmittel.

## Löwenzahntee

Bei einer akuten Blasenentzündung soll man mindestens drei Liter täglich trinken, um Blase und Harnwege tüchtig durchzuspülen und die fiesen Erreger aus dem Körper zu befördern. Mit einem Löwenzahntee geht das besonders gut, da er eine harntreibende Wirkung hat. Für eine Tasse davon bringst du eine entsprechende Menge Wasser mit einem Esslöffel getrockneten Löwenzahnblättern und -wurzeln zum Kochen und lässt die Mischung eine Minute lang kochen. Den Tee 15 Minuten ziehen lassen, abseihen und trinken.

## Cranberry-Orangen-Sauce

Cranberries sind ein Hausmittel, das in unseren Breitengraden noch gar nicht so lange bekannt ist. Die roten, festfleischigen Beeren sind reich an Antioxidantien und verhindern, dass sich die Keime in den Harnwegen vermehren. Bei einer akuten Blasenentzündung wird empfohlen, in größeren Mengen reinen Cranberrysaft zu trinken. Wenn du grundsätzlich anfällig für Blasenentzündungen bist, kannst du zur Vorbeugung häufiger mal Cranberries auf deinen Speiseplan setzen, z. B. in Form von Cranberry-Orangen-Sauce.

### Zutaten
700 g frische Cranberries
Schale einer unbehandelten Orange
2 Zimtstangen
500 ml Orangensaft
500 g braunen Zucker

### Zubereitung
Die Beeren mit den restlichen Zutaten in einen Topf geben, aufkochen lassen, dann bei kleiner Hitze eine Stunde köcheln lassen, bis die Masse dickflüssig ist. Abschmecken – Cranberries sind sehr sauer! Im Kühlschrank aufbewahren. Die Sauce schmeckt sowohl zu herzhaften als auch zu süßen Gerichten.

# REGISTER

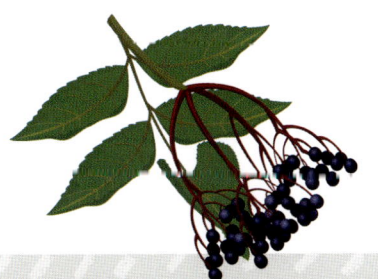

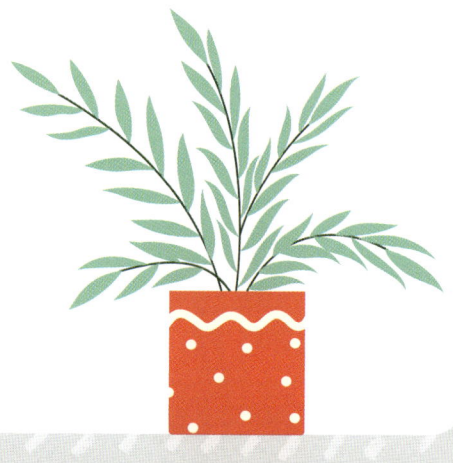

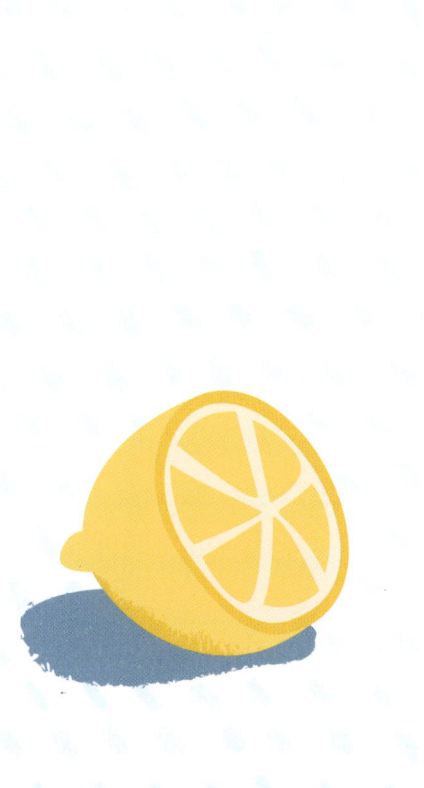